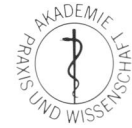

SCHRIFTENREIHE APW
Herausgegeben von der Akademie
Praxis und Wissenschaft
in der DGZMK

Neue Füllungsmaterialien

Indikation und Verarbeitung

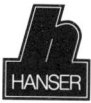

Carl Hanser Verlag München Wien

Redaktion: Prof. Dr. Dr. W. Hahn, Kiel

CIP-Titelaufnahme der Deutschen Bibliothek
Neue Füllungsmaterialien : Indikation und Verarbeitung / hrsg.
von der Akademie Praxis und Wissenschaft in der DGZMK.
[Red.: W. Hahn]. – München ; Wien : Hanser, 1990
 (Schriftenreihe APW)
 ISBN 3-446-16005-1
NE: Hahn, Werner [Red.]; Akademie Praxis und Wissenschaft
 <Düsseldorf>

Hinweis

Medizin und Zahnmedizin sind in ständiger Entwicklung begriffen. Der Fortschritt der Wissenschaft führt permanent zu neuen Erkenntnissen. Der Leser dieses Buches ist daher gehalten, Therapieempfehlungen, insbesondere Angaben zur Dosierung von Medikamenten, in eigener Verantwortung zu prüfen. Zwar verwenden Autoren, Herausgeber und Verlag größte Mühe darauf, daß der Inhalt des Buches dem Wissensstand bei der Abfassung entspricht, Änderungen sind jedoch grundsätzlich möglich. Die Entscheidung für eine bestimmte Therapie liegt letztlich in der Verantwortung des behandelnden Arztes bzw. Zahnarztes.

Die im Text genannten Präparate und Bezeichnungen sind zum Teil patent- oder urheberrechtlich geschützt. Aus dem Fehlen eines besonderen Hinweises bzw. Zeichens® darf nicht geschlossen werden, daß kein Schutz besteht.

Dieses Werk ist urheberrechtlich geschützt.
Alle Rechte, auch die der Übersetzung, des Nachdrucks und der Vervielfältigung des Buches oder von Teilen daraus, vorbehalten.
Kein Teil des Werkes darf ohne schriftliche Genehmigung des Verlages in irgendeiner Form (Fotokopie, Mikrofilm oder ein anderes Verfahren), auch nicht für Zwecke der Unterrichtsgestaltung, reproduziert oder unter Verwendung elektronischer Systeme verarbeitet, vervielfältigt oder verbreitet werden.

© Carl Hanser Verlag München Wien 1990
Umschlaggestaltung: Kaselow Design, München
Gesamtherstellung: Buch- und Offsetdruckerei Wagner GmbH, Nördlingen
Printed in Germany

Vorwort

In den letzten Jahren haben die Füllungsmaterialien in der Zahnheilkunde einen starken Wandel erkennen lassen. Alte (bewährte) Materialien wurden einer heftigen Kritik unterzogen. So haben neuere Untersuchungsmethoden eine erhöhte Quecksilberausscheidung von Amalgamfüllungsträgern nachweisen können. Die Werte liegen aber weit unter den als toxisch erkannten Minimalwerten und gelten als tolerabel. Dem Druck der Öffentlichkeit nachgebend, wurden Geräte erfunden, um die Umweltbelastung bei der Amalgamverarbeitung zu minimieren. Parallel dazu geht die Suche nach Ersatzmaterialien für die in füllungstechnischem und funktionellem Licht bisher nicht eingeholten Füllungswerkstoffe weiter.

Die neuen Materialien, deren Indikation bislang nicht sicher zu bestimmen ist, lassen noch Langzeitergebnisse vermissen. Sie erfordern auch ausgeklügelte, bisher nicht übliche Aufbereitungsverfahren und Verarbeitungsweisen, um wirklich die Qualität entfalten zu können, die aufgrund ihrer chemisch-physikalischen Eigenschaften möglich ist. Im Seitenzahnbereich sind an die Belastungsfähigkeit besondere Forderungen zu stellen, über welche man bei neuen Füllungsmaterialien verstärkt nachdenken muß. Dieses Nachdenken hat dazu geführt, daß auch Unterfüllungen einer kritischen Betrachtung unterzogen werden, bei welcher die Gewebeverträglichkeit eine hervorragende Rolle spielt.

Immer, wenn neue Forderungen an einen Werkstoff herangebracht werden, wie z.B. als Amalgamersatz, ist es verständlich und auch gut, daß zahlreiche neue Materialien und sogar Neusubstanzen auf den Markt kommen, deren Qualität einschließlich der Gewebeverträglichkeit vom praktizierenden Zahnarzt allein nicht beurteilt werden kann. Er muß sich auf die Angaben der Hersteller verlassen. Um so wichtiger ist es, von Erfahrungen zu hören, die Wissenschaftler mit den neuen Materialien gemacht haben. Leider lassen sich im Rahmen einer Tagung nicht alle Werkstoffe dieser kritischen Beurteilung unterziehen. Die vorliegende Auswahl, von namhaften Wissenschaftlern dargeboten, möge eine Hilfe für den Praktiker sein, für seine Patienten den richtigen Füllungswerkstoff auszuwählen und materialgemäß zu verarbeiten.

Sollten eventuell in Referaten widersprechende Meinungen auftauchen, so sind die Referenten gerne bereit, über den Grund unterschiedlicher Meinungen mit den Akademie-Mitgliedern zu diskutieren.

Besonders wird auf ein umfangreiches Literaturverzeichnis am Ende der Arbeiten verwiesen. Somit kann der praktizierende Kollege sich über Einzelheiten sehr schnell orientieren, weil die Originalartikel über Bibliotheken zu beschaffen sind. Die wissenschaftlich tätigen Kollegen ersparen sich mit diesen Literaturangaben sehr viel Suchzeit, da der Wert jeder wissenschaftlichen Arbeit auch in der Auswertung der vorhandenen Literatur liegt.

Ich möchte dem Leser dieser Schriftenreihe viel Gewinn für seine tägliche Arbeit wünschen.

Prof. W. Hahn

Inhalt

Vorwort 5

Toxikologische Aspekte der Amalgam-Füllungen
Von R. Schiele 9

Entsorgungsprobleme bei Amalgamfüllungen
Von K. Walther 21

Die Unterfüllung – eine kritische Diskussion der verschiedenen Zemente und Präparate
Von A. Motsch 35

Indikation, Verarbeitung und Pulpaverträglichkeit von Glasionomerzementen
Von M. Hannig 67

Die lokale Gewebeverträglichkeit von Komposit-Kunststoffen
Von G. Schmalz 89

Indikation und Verarbeitung von Kunststoffüllungs-Materialien im Seitenzahnbereich
Von H.-K. Albers und M. Hannig 111

Marginale Adaptation von maschinell hergestellten Onlays in vitro
Von M. B. Hürzeler, E. Zimmermann und W. H. Mörmann 139

Toxikologische Aspekte der Amalgam-Füllungen

Von *R. Schiele*, Erlangen

1 Einleitung

Bereits im September 1987 hatte ich auf einer Tagung der Akademie Praxis und Wissenschaft in Braunschweig über die Toxikologie metallischer Werkstoffe in der Zahnheilkunde referiert und dabei schwerpunktmäßig toxikologische Fragen von Amalgam und Quecksilber behandelt [14]. Wenn ich diese Thematik jetzt nochmals aufgreife, liegt das weniger an dem wissenschaftlichen Erkenntnisfortschritt der letzten Jahre als vielmehr an der aktuellen Bewertung bereits seit längerem bekannter Sachverhalte in der öffentlichen und politischen Diskussion. Beispiele dafür sind insbesondere:

- Weitere umfangreiche Untersuchungen zur Quecksilber-Belastung des Organismus aus Amalgam-Füllungen, die in der letzten Zeit zum Anlaß genommen wurden, Zusammenhänge mit verschiedenen Krankheiten zu postulieren.
- Die Ende 1989 erneut ausgesprochene Empfehlung des Bundesgesundheitsamtes, auf umfangreiche Amalgam-Behandlungen in der Schwangerschaft zu verzichten.
- Die seit diesem Jahr gültige Vorschrift zum Einbau von Amalgam-Abscheidern an zahnmedizinischen Behandlungseinheiten.

Auf diese aktuellen Aspekte möchte ich mich nachfolgend beschränken.

2 Quecksilber-Belastung aus Amalgam-Füllungen

Humantoxikologische und tierexperimentelle Untersuchungen der letzten Jahre haben vor allem die aus Amalgam-Füllungen resultierenden Quecksilber-Belastungen besser quantifizierbar gemacht [6, 7, 14]. So wurde die von unserer Arbeitsgruppe [13] bereits 1984 festgestellte Abhängigkeit der Quecksilber-Konzentrationen innerer Organe, insbesondere von Gehirn und Nieren, von der Zahl der Amalgam-Füllungen durch weitere Untersuchungen bestätigt [1, 5, 12]. Zusätzlich wurden im Unterschied zu früheren Untersuchungen [9] in der jüngsten Zeit auch Abhängigkeiten der Quecksilber-Ausscheidung mit dem Urin von der Amalgam-Versorgung festgestellt [11, 16].

Schon in meinem Referat vom September 1987 hatte ich darauf hingewiesen, daß die Quecksilber-Speicherung im Organismus durch Messung der Quecksilber-Ausscheidung nach Einnahme des Komplexbildners Dimaval ® (DMPS, Firma Heyl, chemisch-pharmazeutische Fabrik, Berlin) abgeschätzt werden kann [14].

Der Münchner Internist Dr. *Daunderer* hat erstmals Anfang 1989 eben aufgrund von Untersuchungen mit diesem Komplexbildner über Zusammenhänge zwischen festgestellten Quecksilber-Mobilisationen und gesundheitlichen Beschwerden berichtet [3]. Er behauptet, daß Amalgam-Füllungen vor allem Kopfschmerzen, aber auch verschiedene andere chronische Krankheiten und Symptome einer Quecksilber-Vergiftung verursachen könnten. Diese Hypothese untermauerte er mit Ergebnissen der Quecksilber-Ausscheidung nach Injektion des Komplexbildners. Während diese bei Personen ohne Amalgam-Füllungen unter 50 µg/l gelegen hätten, könnten sie bei Patienten mit Amalgam-Füllungen bis zu über 2500 µg/l, im Extremfall sogar 42 000 µg/l betragen. Jegliche Überschreitung der von ihm festgestellten Normgrenze interpretierte er als „Vergiftung" und empfahl die Entfernung der Füllungen sowie eine Weiterbehandlung mit dem Komplexbildner [3,4].

Eine kritische Analyse der Untersuchungen von *Daunderer* zeigte, daß die meisten seiner Behauptungen nicht haltbar sind (Tab. 1). Die von ihm referierten extrem hohen Werte der Quecksilber-Ausscheidung waren wahrscheinlich auf Analysen von Spontanurinproben unterschiedlicher Konzentrierung, u. U. auch eine Kontamination der Proben oder zusätzliche amalgamunabhängige Quecksilber-Belastungen zurückzuführen [16]. Darüber hinaus sorgte die schnelle Kinetik der Quecksilberausscheidung nach i. v.-Gabe von 250 mg des für diese Applikationsweise noch nicht zugelassenen Komplexbildners für hohe Konzentrationen in den ca. ½–1 Stunde nach der Injektion gewonnenen Urinproben (Abb. 1a u. b).

Eine Korrektur auf die in der kurzen Untersuchungsperiode tatsächlich ausgeschiedene Urinmenge wurde von *Daunderer* nicht vorgenommen [3], lediglich später eine gleichzeitige Messung der Kreatinin-Ausscheidung als Bezugsgröße [4].

Tabelle 1 Von *Daunderer* [1989] [3, 4] aufgestellte Hypothesen zur Schädlichkeit von Amalgamfüllungen und Gegenargumente

Untersuchung von *Daunderer* [1989] zu Amalgam-Nebenwirkungen	
Behauptungen	Einwände
– extreme Hg-Mobilisation	– Spontanurinproben
– Grenzwert 50 µg/l Urin	– toxikologisch nicht begründet
– Leitsymptom Kopfschmerzen	– keine Vergleichsgruppe
– andere Krankheiten	– keine Symptome einer Hg-Vergiftung
– Besserung nach Mobilisationstest u. Amalgamentfernung	– wahrscheinlich Placeboeffekt

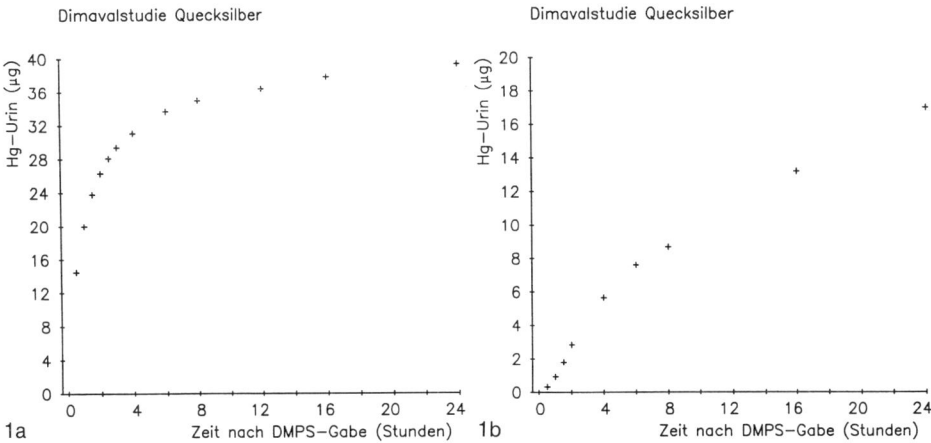

Abb. 1 Kinetik der Quecksilber-Ausscheidung nach Applikation von Dimaval® 250 mg i. v. (a) und 300 mg p. o. (b) [15]. Während die Ausscheidung nach der Injektion bereits nach 1 Stunde ca. 50% der 24-h-Menge beträgt, ist dies nach der Einnahme p. o. erst nach ca. 8 h der Fall

Die bei diesem Vorgehen festgestellte obere *Normalgrenze* für Personen ohne Amalgam-Füllungen von 50 µ/l wurde – ohne Berücksichtigung allgemeiner toxikologischer Erfahrungen – von *Daunderer* als *toxikologischer Grenzwert* für Vergiftungsfälle interpretiert. Eine Vergleichsgruppe von beschwerdefreien Personen mit und ohne Amalgam-Füllungen hatte er nicht untersucht. Vereinzelt festgestellte spontane Besserungen von Beschwerden nach der Testphase wurden auf eine Verminderung der Quecksilber-Belastung des Gehirns bezogen. Die geringe Effektivität von Dimaval® in diesem therapeutisch nur schwer zugänglichen Körper-Kompartiment [2, 8] sprach allerdings eher für einen „Placebo-Effekt".

In eigenen Untersuchungen haben wir vollständige 24-Stunden-Sammelurinproben vor und nach Einnahme von 300 mg Dimaval® p. o. berücksichtigt. Bei 30 freiwilligen Versuchspersonen konnten wir zwar ebenfalls Abhängigkeiten der Quecksilber-Belastung von der Zahl der Amalgam-Füllungen nachweisen (Abb. 2a u. b), jedoch keine füllungsabhängigen Allgemeinbeschwerden. Die mobilisierbare Quecksilber-Ausscheidung der Füllungsträger mit dem 24-Stunden-Sammelurin lag im Mittel ca. viermal höher als die der Personen ohne Amalgam-Füllungen. Die höchsten Mobilisationswerte betrugen teilweise mehr als das Zehnfache der Werte von Personen ohne Amalgam-Füllungen [14].

Ergänzend haben wir inzwischen 31 Patienten untersucht, die amalgambedingte Nebenwirkungen vermuteten. Auch für diese fanden sich zwar Korrelationen zwischen der Zahl der Füllungen und den Quecksilber-Ausscheidungen vor und nach Verabreichung des Komplexbildners. Der Bereich der Meßwerte entsprach aber exakt dem der symptomfreien Personen. Auch fand sich keine Abhängigkeit der

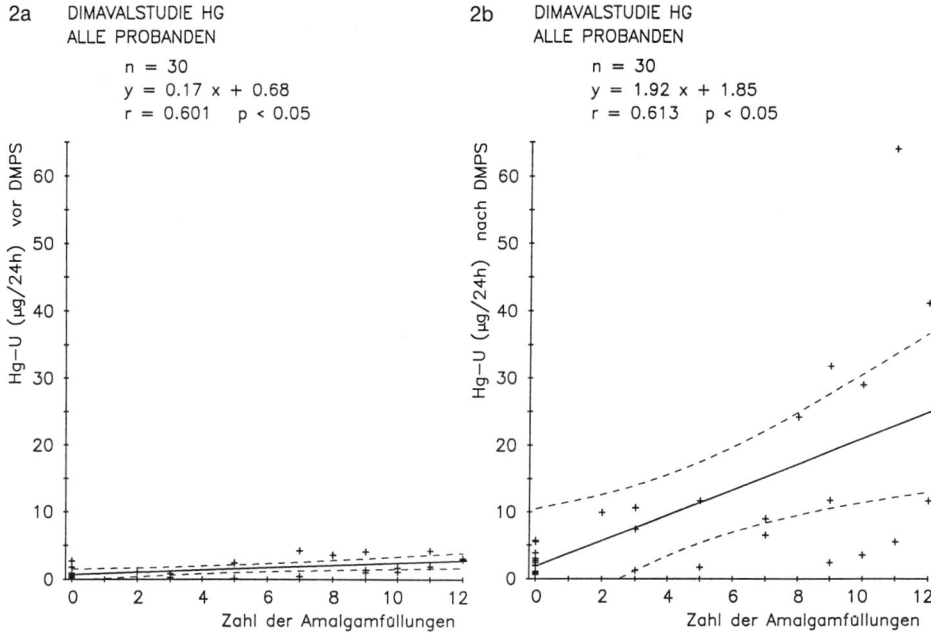

Abb. 2 Abhängigkeit der Quecksilber-Ausscheidungen mit dem 24-Stunden-Sammelurin vor (a) und nach (b) Einnahme von 300 mg Dimaval® p. o. [15, 16]

Meßwerte von den geklagten Beschwerden, insbesondere den häufiger angegebenen Kopfschmerzen und Konzentrationsstörungen.

Im Selbstversuch habe ich die Wiederholbarkeit der Quecksilber-Ausscheidung bei täglicher Einnahme von 300 mg Dimaval® p. o. über 3 Wochen geprüft. Dabei zeigte sich, daß die Quecksilber-Ausscheidung nach einwöchiger Einnahme auf ca. ein Drittel des Ausgangswertes zurückgeht, dann aber auf einem etwa konstanten Niveau verbleibt. Sowohl eine Dosissteigerung auf 900 mg/Tag p. o. als auch die i. v.-Applikation von 250 mg des Medikamentes führten zu keinen wesentlichen Änderungen der Quecksilber-Ausscheidung mehr (Abb. 3). Auch die Entfernung einer Amalgam-Füllung hatte offensichtlich keinen akuten Einfluß auf die Belastung mit Quecksilber.

Die Quecksilber-Belastung des lebenden Menschen ist unseres Erachtens mit dem Dimaval®-Test am besten quantifizierbar. Zwar bestehen auch gute Korrelationen zwischen den Quecksilber-Ausscheidungen vor und nach Verabreichung des Komplexbildners, im Einzelfall läßt sich die mobilisierbare Quecksilber-Menge aber nicht aus der Quecksilber-Konzentration im Spontanurin unmittelbar ableiten (Abb. 4). Die Messung der mit Dimaval® mobilisierbaren Quecksilber-Ausscheidung ist somit wohl nicht nur als „toxikologisches Vergrößerungsglas" für die

Belastung zu interpretieren, sondern gibt zusätzliche Informationen über im Körper gespeicherte Mengen. Wie schon aus den Meßwerten der Quecksilber-Konzentrationen innerer Organe [1, 5, 12, 13], läßt sich auch aus denen des Mobilisationstests ableiten, daß die Quecksilber-Belastung des Menschen aus Amalgam-Füllungen ein Mehrfaches der normalen natürlichen Quecksilber-Grundbelastung betragen kann. Die mobilisierbaren Ausscheidungsmengen von Amalgamträgern liegen aber auch noch im ungünstigsten Fall um mehr als den Faktor 20 unter denen, die bei intensiver beruflicher Exposition festgestellt werden können. In Einzelfällen fanden wir hierbei mobilisierbare Quecksilber-Ausscheidungen von über 1500 µg/24 Stunden, ohne daß Hinweise auf eine Quecksilber-Vergiftung vorlagen [15].

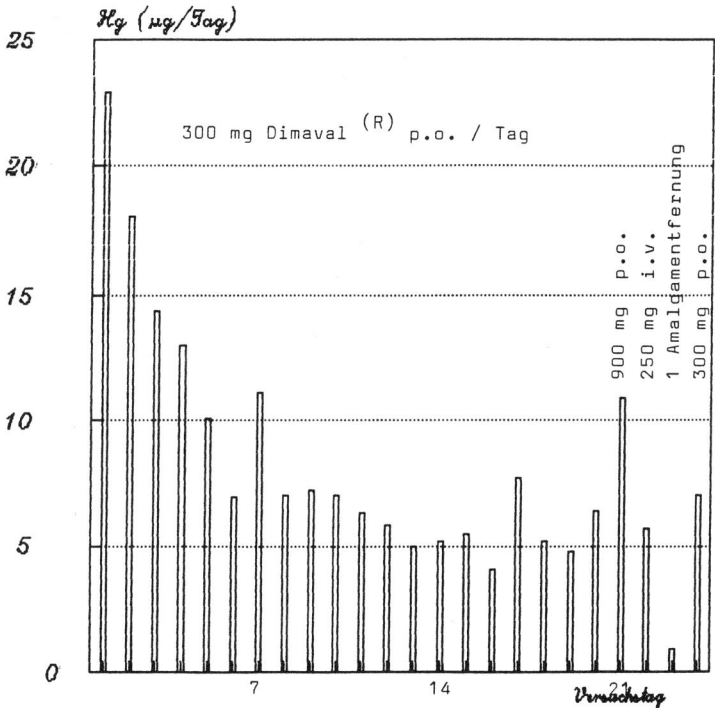

Abb. 3 Zeitverlauf der Quecksilber-Ausscheidung mit dem 24-Stunden-Sammelurin bei täglicher Einnahme von 300 mg Dimaval® über 3 Wochen sowie jeweils einmaliger Gabe von 900 mg p. o. und 250 mg i. v. am Ende der Versuchsperiode im Selbstversuch. Die zahnärztliche Entfernung einer Amalgamfüllung führte offensichtlich nicht zu einer wesentlichen Erhöhung der Quecksilber-Belastung

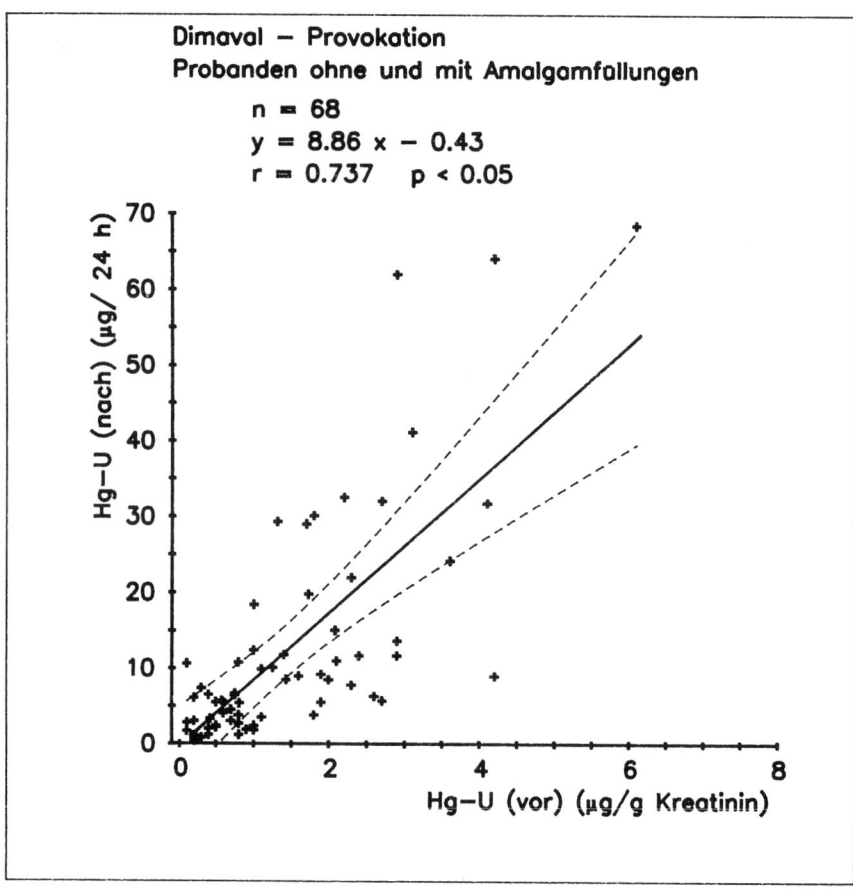

Abb. 4 Korrelation zwischen den Quecksilber-Ausscheidungen vor und nach Einnahme von 300 mg Dimaval® p. o.
Trotz der insgesamt engen statistischen Beziehungen sind die mobilisierbaren Mengen im Einzelfall nicht aus den Ausscheidungswerten vor Einnahme des Komplexbildners abzuleiten

Stantschew (1983) [17] stellte bei beruflich Quecksilber-exponierten Personen nach DMPS-Injektion sogar Erhöhungen der Quecksilber-Ausscheidungen in Nacht-Sammelurinen bis über 10 000 µg/l fest, ohne daß Symptome einer Quecksilber-Vergiftung bestanden hatten.

Somit ist zwar eine wesentliche zusätzliche Quecksilber-Belastung des Menschen durch Amalgam-Füllungen nachweisbar. Diese liegt aber noch um Größenordnungen unterhalb toxikologisch relevanter Konzentrationen. In der öffentlichen Diskussion wird die toxikologisch notwendige Unterscheidung von Belastungen mit einem Fremd- bzw. Schadstoff einerseits und Beanspruchungen bzw. Vergiftungen des Organismus andererseits leider nur selten vorgenommen. Immer wieder werden daher noch eindeutig im Toleranzbereich liegende Belastungen von Menschen als „Vergiftungen" oder für die Umwelt als „Verseuchungen" fehlinterpretiert. Die bei allen toxikologischen Fragestellungen notwendige quantitative Betrachtungsweise spielt in den Medien kaum eine Rolle. Es ist daher nicht verwunderlich, daß in der Bevölkerung immer häufiger Stimmen nach einer „Null-Belastung" laut werden, die weder objektiv erforderlich, noch realisierbar ist. Immer weniger Menschen sind bereit, zusätzliche Belastungen für sich und die Umwelt zu tolerieren. Es entspricht zwar einerseits durchaus dem ärztlichen Selbstverständnis, toxische Belastungen für den Patienten zu minimieren, wenn sie vermeidbar sind. Andererseits beruht aber praktisch jegliche Therapie auf einer kritischen Abschätzung von Nutzen und Risiken. Wie auch die Beratungskommission Toxikologie der Deutschen Gesellschaft für Pharmakologie und Toxikologie unlängst (1990) feststellte [18], bestehen unter toxikologischen Aspekten keine Einwände gegen eine Weiterverwendung von Amalgam. Aus der Kenntnis der zusätzlichen Quecksilber-Belastung für den Menschen und seine Umwelt sollte aber ein gewissenhafter und sorgfältiger Umgang mit dem Material resultieren. Aus materialtechnischen Gründen und auch wegen einer möglicherweise geringeren Quecksilber-Belastung für den Patienten sind die modernen gamma-2-freien Amalgame zu bevorzugen. Auch die Weiterentwicklung Quecksilber-freier Füllungsstoffe ist zweifellos sinnvoll und z. B. für die seltenen Fälle von Quecksilber-Allergien notwendig. Solange die Ersatzstoffe aber keine vergleichbar günstigen Material- und Verarbeitungs-Eigenschaften aufweisen, sind sie für die meisten Patienten z. Zt. wohl „die schlechtere Wahl".

3 Amalgam und Schwangerschaft

Obwohl es keine Hinweise oder sogar Beweise für embryotoxische Wirkungen von Quecksilber aus Amalgam-Füllungen gibt [19], hat das Bundesgesundheitsamt aus Gründen der Vorsorge eine bereits 1987 ausgesprochene Empfehlung erneuert, auf umfangreiche Amalgam-Behandlungen in der Schwangerschaft zu verzichten. Wie ich es bereits in meinem früheren Referat ausdrückte [14], ist diese Maßnahme auch jetzt noch als „Minimierung eines ohnehin minimalen Risikos" zu bewerten. Einerseits halte ich es zwar für positiv, wenn der Versuch unternommen wird, alle vermeidbaren Belastungen für eine Schwangere zu vermeiden, andererseits befürchte ich aber, daß eine derartige Empfehlung zu erneuten ungerechtfertigten Verunsicherungen der gesamten Bevölkerung und insbesondere der betroffenen Schwangeren führt (Tab. 2).

Dies erscheint mir insbesondere dann problematisch, wenn Amalgam-Behandlungen während einer noch nicht bekannten Frühschwangerschaft durchgeführt wurden und dann die betroffene Schwangere unnötig ängstigen.

Tabelle 2 Für und Wider zur Empfehlung des Bundesgesundheitsamtes, in der Schwangerschaft auf eine umfangreiche Amalgambehandlung zu verzichten

Empfehlungen zur Vermeidung von Amalgam in der Schwangerschaft	
pro	*contra*
– geringe zusätzliche Hg-Belastung	– kein Beweis eines embryotoxischen Risikos
– reine Vorsichtsmaßnahme	– schlechte Praktikabilität
– Aufklärung der Bevölkerung und der Zahnärzteschaft	– Verunsicherung der Bevölkerung und Ängstigung der betroffenen Schwangeren

4 Amalgam-Abscheider an zahnärztlichen Behandlungseinheiten

Auch bezüglich der seit Anfang des Jahres vorgeschriebenen Amalgamabscheider für zahnärztliche Behandlungseinheiten gibt es unterschiedliche Argumente (Tab. 3). Sicher ist, daß die damit beabsichtigte Verminderung der Umweltbelastung mit Quecksilber im Hinblick auf die überragende Bedeutung anderer Quecksilber-Einträger nur von geringer Effizienz sein kann. Die Maßnahme wäre auch erst dann voll sinnvoll, wenn eine Möglichkeit zur Wiederaufbereitung der Abfälle zur Verfügung stünde. Leider mußte aber der einzige Recycling-Betrieb in der Bundesrepublik Deutschland vor einigen Jahren aufgrund erheblicher Umweltbelastungen mit Quecksilber geschlossen werden.

Amalgamgegner haben es wiederum geschickt verstanden, die Diskussion um Amalgam-Abscheider argumentativ gegen die Verwendung von Amalgam als Füllungsmaterial zu nutzen, indem sie den mit Amalgam behandelten Patienten als „Zwischenlager für Sondermüll" apostrophierten. Ein derartiger Rückschluß ist insofern unsinnig und ungerechtfertigt, als die Einrichtung von Amalgam-Abschei-

Tabelle 3 Für und Wider der Einrichtung von Amalgam-Abscheidern

Einrichtung von Amalgamabscheidern	
pro	*contra*
– Verminderung der Umweltbelastung mit Quecksilber	– geringe Effizienz
– Möglichkeit der Wiederaufbereitung	– fehlendes Konzept zum Recycling

dern der Verminderung der allgemeinen Umweltbelastung mit Quecksilber für zukünftige Generationen dienen soll; diesbezüglich gilt das strikte Vorsorge- und Minimierungsgebot. Bei der Behandlung eines Patienten mit Amalgam-Füllungen steht hingegen nur die wohlbekannte Quecksilber-Belastung des Individuums während seiner begrenzten Lebensdauer zur Diskussion. Ohne dem nachfolgenden Referenten (s. Beitrag von *Walther*) in der Beurteilung vorgreifen zu wollen, bin ich der Auffassung, daß es bei der Auflage zur Einrichtung von Amalgam-Abscheidern mehr um einen Erfolg im „umweltpolitischen" Bereich ging, der auf Kosten einer finanziell für noch belastbar gehaltenen Berufsgruppe errungen wurde, als um eine für die Allgemeinheit und die Umwelt unbedingt notwendige und effektive Maßnahme.

5 Zusammenfassung und Schlußfolgerungen

- Amalgam-Füllungen tragen in größerem Umfang zur Quecksilber-Belastung des Menschen bei, als es in den letzten Jahren aus experimentellen Modellversuchen abgeleitet wurde.
- Die Feststellung, daß die aus Amalgam-Füllungen resultierende Quecksilber-Belastung noch um Größenordnungen unterhalb toxikologisch begründeter Grenzwerte zur Verhütung einer Quecksilber-Vergiftung liegt, ist aber unverändert gültig.
- Behauptungen über Zusammenhänge zwischen Amalgam-Füllungen und Gesundheitsschäden sind nach wie vor spekulativ und stützen sich nicht auf durch Vergleichsgruppen kontrollierte Untersuchungen. Sie berücksichtigen auch nicht die toxikologischen Erfahrungen bei Personen mit erheblich höherer beruflicher Quecksilber-Exposition.
- Amalgam-Füllungen sind auch weiterhin toxikologisch vertretbar. Die Belastung mit Quecksilber sollte dabei aber durch sorgfältige Verarbeitung und Bevorzugung gamma-2-freier Amalgame so gering wie möglich gehalten werden.
- Die Empfehlung des Verzichts auf „umfangreiche Amalgam-Behandlungen in der Schwangerschaft" ist als reine Vorsichtsmaßnahme ohne konkrete toxikologische Begründung zu verstehen.
- Bei der vorgeschriebenen Einrichtung von Amalgam-Abscheidern handelt es sich um eine vorsorgliche Maßnahme zur Verminderung des Quecksilber-Eintrags in die allgemeine Umwelt. Ihre Effizienz im Hinblick auf eine Reduktion der Quecksilber-Belastung ist aufgrund des geringen Anteils der Amalgam-Füllungen an der Gesamtbelastung eher skeptisch zu beurteilen.

Die Kernaussage eines Referates des Würzburger Toxikologen *Henschler* zur Verhältnismäßigkeit im Umweltschutz [9] scheint mir auch gerade für die derzeitige Diskussion um Amalgam passend:

Wir können uns nicht alles leisten, was wir möchten. Der einzig vernünftige Ausweg aus dem Konflikt zwischen dem Wunsch nach optimalem Schutz und Zwang zur Beschränkung des Aufwandes ist das Setzen von Prioritäten, d. h.: sich auf wirklich bedeutsame Risiken zu konzentrieren und Bagatellen zu verwerfen.

Literatur

[1] *Bauer, M.:* Untersuchung des Quecksilbergehaltes von menschlichen Nieren, Gehirn und Knochenmark unter Berücksichtigung von Zahl und Größe der Amalgamfüllungen. Inauguraldissertation, Erlangen 1989

[2] *Buchet, J. P., Lauwerys, R. R.:* Influence of 2,3 Dimercaptopropane-1-sulfonate and dimercaptosuccinic acid on the mobilization of mercury from tissues of rats pretreated with mercuric chloride, phenylmercury acetate or mercury vapors. Toxicology 54, 323–333 (1989)

[3] *Daunderer, M.:* Quecksilbervergiftungen durch Amalgam – Leitsymptom Kopfschmerzen. Forum d. Prakt. u. Allge.-Arztes 28, 89–91 (1989)

[4] *Daunderer, M.:* Amalgam. In: Klinische Toxikologie, 46. Ergänzungslieferung 9/89. ecomed, Landsberg 1989

[5] *Eggelston, D. W., Nylander, M.:* Correlation of dental amalgam with mercury in brain tissue. J Prosthet Dent 58, 704–707 (1987)

[6] *Fredin, B.:* The distribution of mercury in various tissues of guinea-pigs after application of dental amalgam fillings (a pilot study). Sci Tot Environ 66, 263–268 (1987)

[7] *Hahn, L. J., Kloiber, R., Vimy, M. J., Takahashi, Y., Lorscheider, F. L.:* Dental „silver" tooth fillings: a source of mercury exposure revealed by whole-body image scan and tissue analysis. FASEB 3, 2641–2646 (1989)

[8] *He, F. S., Zhow, X. R., Lin, B. X, Xiung, Y. P., Chen, S. Y., Zhang, S. L., Ru, S. Y., Deng, M. H.:* Prognosis of mercury poisoning in mercury refinery workers. Ann Acad Med 13, 389–393 (1984)

[9] *Henschler, D.:* Verhältnismäßigkeit im Umweltschutz. Siemens-Zeitschrift 63, 31–34 (1989)

[10] *Kröncke, A., Ott, K., Petschelt, A., Schaller, K. H., Szecsi, M., Valentin, H.:* Über die Quecksilberkonzentrationen in Blut und Urin von Personen mit und ohne Amalgamfüllungen. Dtsch Zahnärztl Z 35, 803–808 (1980)

[11] *Langworth, S., Elinder, C.-G., Akesson, A.:* Mercury exposure from dental fillings. I. Mercury concentrations in blood and urine. Sved Dent J 12, 69–70 (1988)

[12] *Nylander, M. L., Friberg, L., Lind, B.:* Mercury concentrations in the human brain and kidneys in relation to exposure from dental amalgam fillings. Sved Dent J 11, 179–187 (1987)

[13] *Schiele, R., Schellmann, B., Schrödl, R., Schaller, K. H.:* Untersuchungen zum Quecksilbergehalt von Gehirn und Nieren in Abhängigkeit von Zahl und Zustand der Amalgamfüllungen. In: Institut der Deutschen Zahnärzte (Hrsg.): Amalgam – Pro und Contra, S. 123–133. Deutscher Ärzte-Verlag, Köln 1988
[14] *Schiele, R.:* Toxikologie metallischer Werkstoffe in der Zahnheilkunde. In: Umwelt, Arbeitswelt, Gesundheit. Implikationen für die zahnärztliche Praxis.
Schriftenreihe APW. Hanser, München 1988, S. 25–37
[15] *Schiele, R., Kröncke, A.:* Quecksilber-Mobilisation durch DMPS (Dimaval®) bei Personen mit und ohne Amalgamfüllungen. ZM 79, 1866–1868 (1989)
[16] *Schiele, R., Schaller, K. H., Weltle, D.:* Mobilisation von Quecksilber-Speicherungen im Organismus mittels DMPS (Dimaval®). Arbeitsmed Sozialmed Präventivmed 24, 249–251 (1989)
[17] *Stantschew, St.:* Bestimmung und Dekorporation der Quecksilberdepots bei Quecksilberexponierten. Z Ges Hyg 29, 388–390 (1983)
[18] Stellungnahme der Beratungskommission Toxikologie der DGPhT: Zur Toxizität von Zahnfüllungen aus Amalgam. Arbeitsmed Sozialmed Präventivmed 25, 225–226 (1990)
[19] *Strubelt, G., Schiele, R., Estler, C.-J.:* Zur Frage der Embryotoxizität von Quecksilber aus Amalgamfüllungen. Zahnärztl Mitt 78, 641–646 (1988)

Anschrift des Verfassers:
Prof. Dr. med. R. Schiele, Arzt für Arbeitsmedizin – Sozialmedizin, Institut für Arbeits- und Sozialmedizin und Poliklinik für Berufskrankheiten der Universität Erlangen-Nürnberg, Schillerstr. 25/29, D-8520 Erlangen.

Entsorgungsprobleme bei Amalgamfüllungen

Von *K. Walther*, Hamburg

1 Einleitung

Wenn man an die Presseveröffentlichungen über das Amalgam, die Fernsehsendungen, die Diskussionen und vielen Gespräche mit Patienten denkt, dann hätten die Zahnärzte gewiß auch einen Grund, dem Verein der Amalgamgeschädigten beizutreten. Dabei fühlen sie sich – Prof. *Schiele* hat das in seinem Beitrag sehr deutlich gesagt – absolut unschuldig.

Seit ein paar Jahren kommen die Zahnärzte mit Amalgam zusätzlich noch in die Umweltschutzdiskussion, und der Gesetzgeber verpflichtet in einer Verwaltungsvorschrift dazu, teure Geräte wegen der Amalgamreste im Abwasser zu installieren.

Wie kam es dazu?

Das Bewußtsein, daß Quecksilber im weitesten Sinne auch ein Umweltgift sein kann, ist relativ neu, es entstand erst Anfang der 60er Jahre, als die katastrophalen Fischvergiftungen in Minimato (1953–65) allgemein bekannt wurden. Nach einer zweiten Katastrophe im Irak, als 1972 6000 Menschen nach dem Genuß von Weizen starben, der mit einer Quecksilberverbindung gebeizt worden war, wurde Quecksilber zu einem heftig diskutierten Gift und damit zu einem Politikum.

Weitgehend unbekannt ist in der Bevölkerung dagegen immer noch, daß Quecksilber ubiquitär ist, daß schon die ersten Lebewesen auf der Erde mit Quecksilber leben mußten, daß jährlich weltweit 50 000 Tonnen Quecksilber freigesetzt werden, hauptsächlich aus vulkanischen Tätigkeiten sowie durch Verdampfen aus dem Meer und dem Boden. Nach einer Untersuchung der internationalen Atomenergiekommission aus dem Jahre 1972 ist der Mensch an dieser Hg-Emission nur mit etwa 1600 t beteiligt, das sind 3,2% [1, 2]. Lokal kann es allerdings sehr viel mehr werden, und dann sind Umweltaktivitäten gegen eine erhöhte Quecksilberemission durchaus sinnvoll.

Von diesen 3,2% vom Menschen zusätzlich erzeugten Hg-Freisetzung werden uns Zahnärzten wiederum 3% in die Schuhe geschoben. In Deutschland sind das nach Untersuchungen des Umweltbundesamtes und anderer Autoren 22 t im Jahr [3, 4].

In Schweden wurden die Amalgamreste im Abwasser schon Anfang der 70er Jahre diskutiert. Die ersten Amalgamabscheider für Zahnarztpraxen kamen dann auch bald auf den Markt. Vor jetzt 12 Jahren wurden für diese Geräte (Vacup, Aquarinse, Final) gewisse Normen vorgeschrieben und 1980 eine Vorschrift erlassen, nach der alle zahnärztlichen Praxen so ein Gerät installieren müssen. Nach weiteren 5 Jahren Übergangsfrist (1985) waren die Zahnarztpraxen in Schweden weitgehend mit Amalgamabscheidern versorgt.

In den Jahren 1980 bis 1982 wurde dann versucht, die schwedischen Abscheider auch nach Deutschland einzuführen. Die Zeit schien günstig, weil in der Bundesrepublik 1981 die Novelle zum Wasserhaushaltsgesetz in Kraft trat, die die Maximalmengen von Schadstoffen im Abwasser für die Einleitung in die Kanalisation festlegte (z. B. Quecksilber auf 0,05 µg/l). Es wird dabei nicht differenziert, in welcher Verbindung das Hg in das Abwasser geleitet wird.

Eine laufende Kontrolle von 30 000 Zahnarztpraxen auf Einhaltung dieser Schadstoffgrenze ist unmöglich. Es mußte eine andere Lösung gefunden werden. Außerdem wußte man zu der Zeit noch nicht, wieviel Amalgamreste aus Zahnarztpraxen tatsächlich in das Abwasser geleitet werden. Man vermutete – oder unterstellte – nur, daß die Grenze überschritten würde. Die eben genannten 22 t/Jahr boten sich da als handliche Größe an.

2 Feldversuche

Eine am Import von schwedischen Amalgamabscheidern interessierte Firma organisierte daraufhin 1982 in Hessen einen Feldversuch mit 9 Praxen und stellte fest, daß in den Praxen im Jahresdurchschnitt 1,493 kg Amalgamschleifstaub anfällt. Hochgerechnet bedeutete das bundesweit 54 t Amalgam, was in der Presse gleichgesetzt wurde mit 27 t Hg, die deutsche Zahnarztpraxen jährlich in die Kanalisation einleiten [5].

Der geplante Import schwedischer Abscheider stieß allerdings auf Schwierigkeiten, weil nachgewiesen wurde [6], daß diese Geräte alle Späne durchließen, die kleiner waren als 20 µm und daß diese feinsten Späne etwa 30% der Gesamtmasse ausmachten [6]. Die Gesamtabscheiderate der Schwedenabscheider beträgt also nicht 98%, wie in Schweden behauptet, sondern nur 70% (Abb. 1). An der Universität Tübingen wurde daraufhin wissenschaftlich exakt das Spektrum der Korngrößen untersucht, die beim Ausbohren von Amalgamfüllungen entstehen. Diese Korngrößenverteilung wurde als „Standardprobe" festgeschrieben.

Um das Quecksilberproblem einer Lösung zuzuführen, wurde das Bundesumweltamt in Berlin im Auftrage des Bundesumweltministeriums aktiv.

Eine Dentalfirma wurde beauftragt zu ermitteln, mit welchen technischen Mitteln diese Späne möglichst effektiv abgeschieden werden können. Das Ergebnis war, daß dies mit elektrisch angetriebenen Zentrifugen für 95% der Standardprobe

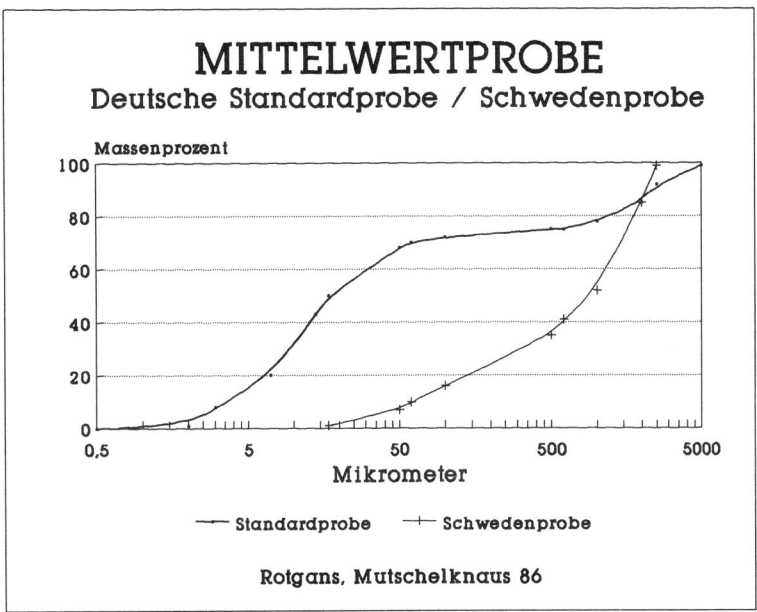

Abb. 1 Spangrößenverteilung nach deutschen und schwedischen Untersuchungen

möglich war. Diese Abscheiderate wurde daraufhin zum Stand der Technik erklärt, über den keine weiteren Zugeständnisse mehr erzielt werden konnten.

Den von der Firma Byla begonnenen Feldversuch führte die Hessische Landesanstalt für Umwelt fort. Im Dezember 1986 lag schließlich der Abschlußbericht vor [7]. Von den ursprünglich geplanten 100 Praxen hatten wegen Installationsschwierigkeiten [!] nur 17 Praxen teilgenommen, von denen nur 7 voll ausgewertet werden konnten. Aus den Ergebnissen konnte hochgerechnet werden, daß wir Zahnärzte im Jahr sogar 56 t Amalgam in das Abwasser leiten. Politisch weiter verfolgt wurde allerdings die Zahl von 40 t Amalgam, immer gleich 20 t Quecksilber.

Gegen diese Zahl protestierte der Bundesverband Deutscher Zahnärzte sofort, ohne allerdings selbst andere Zahlen in der Hand zu haben. 3 Wochen später, im März 1987, legte das Bundesumweltministerium einen ersten Entwurf der Amalgamabscheiderverordnung vor.

Der Ausschuß Zahnärztliche Berufsausübung beim Bundesverband Deutscher Zahnärzte, der die Angelegenheit weiter verfolgte, hatte zu der Zeit 4 Probleme, die er versuchte wissenschaftlich zu durchleuchten, um festzustellen, ob Amalgamabscheider wirklich einen Nutzwert haben.

2.1 Menge

Da war zunächst das Mengenproblem. In den Jahren '87 bis '89 wurden deshalb 4 weitere Untersuchungen unternommen, aus denen eine wesentlich geringere Belastung des Abwassers aus Dentaleinheiten errechnet werden konnte [8–11] (Abb. 2).

Leider bezogen sich diese Untersuchungen nur auf Einzelpraxen oder vernachlässigten Mengen, die innerhalb der Einheiten sedimentieren.

Die Diskrepanzen der Daten erschweren die Festlegung objektiver Werte.

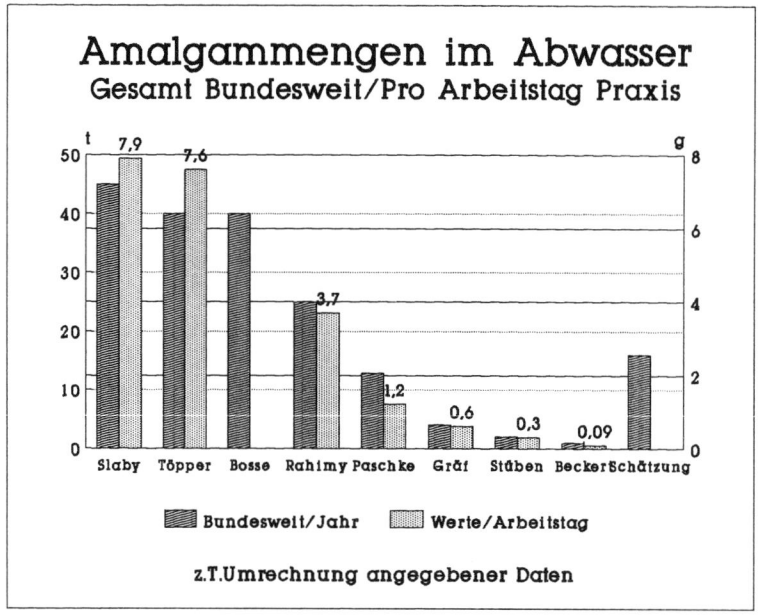

Abb. 2 Gemessene, gerechnete und geschätzte Amalgammengen im Abwasser

2.2 Verbleib

Über den Vergleib des von Zahnärzten eingesetzten Amalgams gibt die Untersuchung von *Rahimy* [10] interessante Aufschlüsse.

Beim Legen von Amalgamfüllungen bleiben 10% Anrührreste übrig. Sie können als Knetamalgam an die Scheideanstalt zurückgegeben werden. 33% werden beim Kondensieren und Schnitzen wieder entfernt oder beim Polieren abgeschliffen. 4% bleiben an Watterollen hängen und 5% in den Kapseln (Amalcap-F-Ivoclar). Die

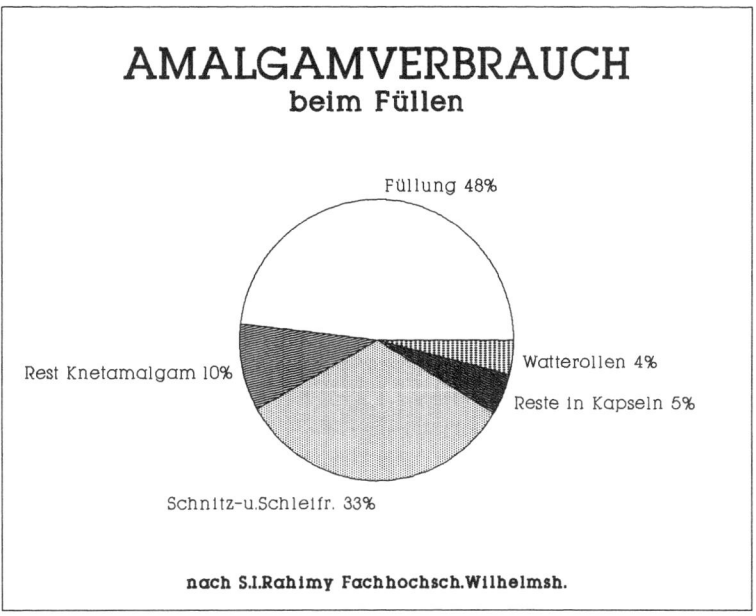

Abb. 3 Prozentualer Amalgamverbrauch beim Legen von Amalgamfüllungen. (Verwandt wurde Amalcap-F der Firma Ivoclar)

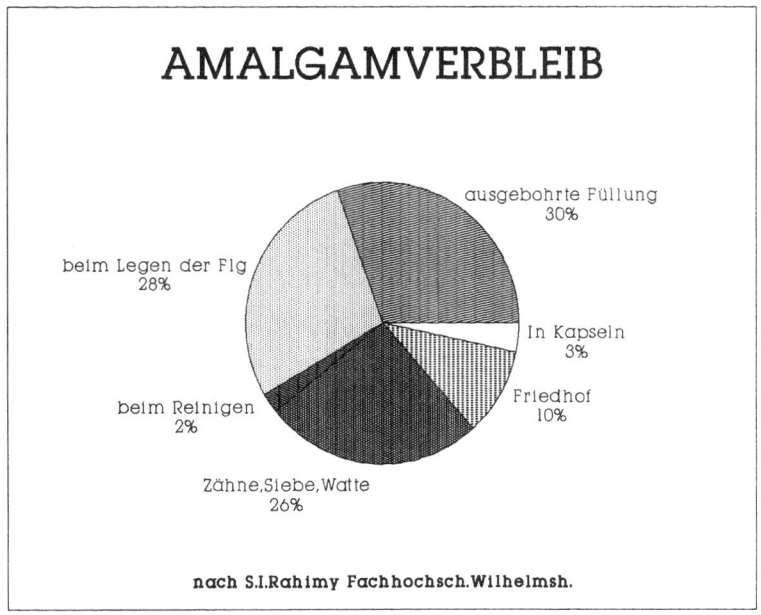

Abb. 4 Verbleib des in der Zahnmedizin verwendeten Amalgams

endgültige Füllung besteht schließlich nur aus 48% des angerührten Amalgams (Abb. 3).

Betrachtet man den letztendlichen Verbleib des von uns verarbeiteten Amalgams, so haben wir beim Füllen 28% Abfall. In extrahierten Zähnen, Sieben und sonstigem Abfall befinden sich 31%, auf dem Friedhof enden 10%, und 30% der Gesamtmenge werden wieder ausgebohrt (Abb. 4). Über das Abwasser würden nach dieser Berechnung etwa 50% des verarbeiteten Amalgams abgeführt, also 20 t mit 10 t Quecksilber.

2.3 Löslichkeit

Die Frage nach dem Löslichkeitsverhalten der Amalgamspäne im Abwasser war noch nicht untersucht worden und mußte geklärt werden. Möglicherweise verhielt sich das Amalgam hier durch andere chemische Verhältnisse im Abwasser und durch die beträchtlich vergrößerte Oberfläche nach der Zerspanung anders als im Mund.

Es gab lediglich eine sehr gründliche Untersuchung des Hessischen Umweltministeriums aus dem Jahre '83 [12], nach der das Sickerwasser aus Hg-belasteten Deponien weniger als <0,001 mg/l Hg enthält, was darauf zurückgeführt wird, daß

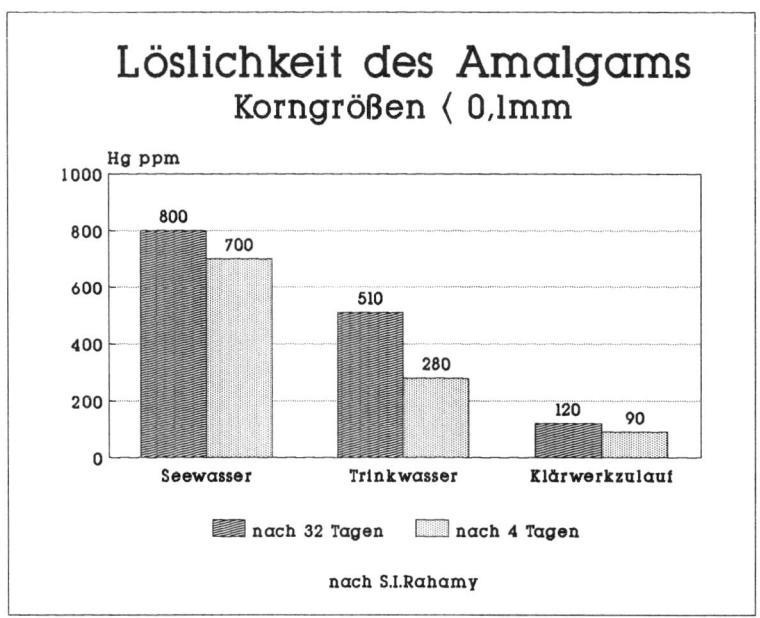

Abb. 5 Freisetzung von Hg aus Amalgamspänen in verschiedenen Medien

unter anaeroben Verhältnissen das freie Hg durch H_2S in das sehr schwer lösliche HgS umgewandelt wird (3×10^{-54} Mol/l bei 18 °C).

An der Fachhochschule Wilhelmshaven wurde festgestellt, daß Amalgamspäne kleiner als 0,1 mm im Abwasser relativ wenig Hg freisetzen, jedenfalls wesentlich weniger als im Trinkwasser oder gar im Seewasser.

Eine vom Institut der Deutschen Zahnärzte initiierte Untersuchung der Medizinischen Hochschule Lübeck [13] kam etwa zu demselben Ergebnis und ermittelte, daß in 10 Tagen aus 9 Prüfansätzen durchschnittlich 0,2 µg Quecksilber/l freigesetzt wurde. Im Gutachten wird diese Zahl umgesetzt auf eine Löslichkeit von 0,004% des im Amalgamansatz vorhandenen Hg während der Versuchszeit von 10 Tagen (Abb. 5). Das Ergebnis bedeutet, daß im Jahr 0,146% des in den Spänen gebundenen Quecksilbers in Lösung geht. Aus 1 Tonne Amalgam würde dann unter den Lübecker Versuchsbedingungen im Jahr 730 g Hg frei (0,004% von 500 kg/10 * 365 Tage).

2.4 Bioverfügbarkeit

Über die Bioverfügbarkeit von freiem Quecksilber gibt es seit Ende der 60er Jahre viele Arbeiten [14]. Es scheint so, als ob besonders Enterobacter, Streptokokken und Staphylokokken unter ganz bestimmten Umweltbedingungen Hg methylisieren können [15, 16], während andere Bakterien unter aeroben Bedingungen Methylquecksilber wieder zu spalten vermögen. Welche quantitativen Auswirkungen diese Fähigkeiten mancher Bakterien auf den Nahrungskreislauf ausüben, kann nur vermutet werden. Unbestritten ist dagegen, daß Fische im Wasser gelöstes Quecksilber aufnehmen und anreichern und einige Nutzpflanzen Hg aus dem Boden resorbieren.

2.5 Die politische Ebene

Die Diskussion mit dem Umweltministerium auf wissenschaftlicher Ebene wurde schließlich, trotz aller Ungeklärtheiten und berechtigter Bedenken, administrativ abgebrochen, als in einer Bund/Länderkonferenz der Umweltministerien festgestellt wurde, daß die Ansicht der Bundeszahnärztekammer nicht geteilt werde, Amalgam sei kein gefährlicher Stoff. Die Gefährlichkeit sei gegeben wegen der Bioverfügbarkeit des Quecksilbers, das langfristig aus Amalgamoberflächen im Klärschlamm abgegeben würde und wegen des Quecksilbers, das bei Klärschlammverbrennung in die Luft entweiche.

Einziges Kriterium, ob eine gesetzgeberische Maßnahme realisierbar ist, ist der sogenannte Stand der Technik, wobei fein unterschieden wird zwischen den Regeln der Technik und dem Stand der Technik. Die Schwedenabscheider entsprachen den Regeln der Technik, die Abscheide-Zentrifuge, obwohl sie zu der Zeit nur im Labor gelaufen war, entsprach mit ihren 95% Abscheiderate dem Stand der Technik[1].

2.6 Ergebnisse

In der Umweltpolitik wird stets hochgerechnet. Lassen Sie mich das jetzt auch einmal tun, vielleicht kommen wir dann zu einer realistischen Darstellung des Umweltproblems „Amalgam":

Nach *Schiele* [17] und Statistiken der KZBV werden im Jahr in Deutschland 53 Mio. Amalgamfüllungen mit insgesamt 40 Tonnen Amalgam gelegt (pro Füllung 0,8 g). Sind nach *Rahimy* 50% davon Reste beim Füllen, die abgesaugt oder irgendwann wieder ausgebohrt werden – die Zahl scheint mir realistisch zu sein –, dann wurden bisher tatsächlich jährlich 20 Tonnen Amalgamreste in das Abwasser abgeführt. Nach den Lübecker Untersuchungen würden daraus 20 * 730 g = 14,6 kg Hg im Jahr frei.

Rechnen wir allerdings dagegen, wie groß die Quecksilbermenge ist, die im Laufe eines Jahres über die Nahrung aufgenommen und per Via naturalis ausgeschieden wird, nämlich pro Kopf durchschnittlich 53 µg/Woche (*Kreisler* 1978, Kessel et al. 1980) [18, 19], dann sind das in der Bundesrepublik bei 61 Millionen Einwohnern im Jahr etwa 168 kg Quecksilber oder soviel, wie aus 230 t Amalgam frei wird; wobei unser Hg ionogen gelöst ist und das Stoffwechselquecksilber aus Methylquecksilber besteht, das bekanntlich um eine 10er Potenz toxischer ist. Wir könnten jetzt sagen: Was soll das alles? Wir haben im Abwasser auch damit noch weniger Quecksilber als in Ländern, in denen mehr Fisch gegessen wird. Allerdings war das nur die halbe Rechnung.

Gehen wir davon aus, daß sich jährlich 0,146% des Quecksilbers aus dem Amalgam löst, dann könnte man mit großem Vorbehalt sagen, daß die in Kanalisationsrohren und auf Deponien lagernden Späne eine Halbwertszeit von rund 500 Jahren haben, gleichzeitig kämen jährlich ein paar Tonnen dazu. Vorsichtig gerechnet dürften dann jetzt schon über 200 t Amalgamspäne in Abwasserkanälen, auf Deponien und in Flüssen liegen – wenn sie nicht schon verbrannt wurden und damit das ganze Hg freigesetzt wurde. Das bedeutet, daß die aus den Spänen freiwerdende Hg-Menge mittlerweile schon genauso groß ist, wie die Hg-Menge, die aus dem menschlichen Stoffwechsel stammt. Dazu kommt noch, daß das freigewor-

---

[1] Amtlicher Anzeiger, 2. Sept. 86, Nr. 168, S. 1621: „Bei der Festlegung der Einleitungsbedingungen können Anforderungen gestellt werden, die über die allgemein anerkannten Regeln der Technik hinaus dem Stand der Technik entsprechen."

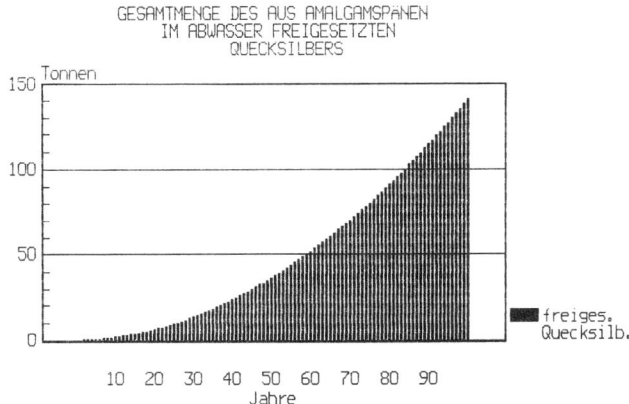

Abb. 6 Anstieg der Gesamtquecksilbermenge, die im Laufe von Jahren aus abgelagerten Amalgamspänen frei wird, wenn jährlich 20 t Amalgam in das Abwasser gelangen

dene Hg einem Medium zugeführt wird, das biologisch besonders aktiv und dem Nahrungskreislauf besonders nahe ist. (Abb. 6)

Diese Zahlen erheben keinen Anspruch auf wissenschaftliche Genauigkeit, aber ich glaube, daß man daraus das Problem erkennen kann, mit dem wir es hier zu tun haben. Vernünftigerweise sollten wir dann aber auch zugeben, daß es schon einen Sinn hat, wenn wir jetzt mit dem Einleiten von Amalgamspänen in das Abwasser Schluß machen.

Ich hoffe, es ist auch klar geworden, daß nur Kurzschlußdenker aus unserem Abwasserproblem etwas über die Tauglichkeit oder Untauglichkeit des Amalgams als Füllungsmaterial entnehmen können.

3 Amalgamabscheider

Schon 1985 war davon die Rede, daß die Abscheider eine Typprüfung und ein Zulassungsverfahren durchlaufen müssen, bevor sie zur Installation freigegeben werden. Die Entwicklung der Prüfgrundsätze für Amalgamabscheider erfolgte im Institut für Bautechnik in Berlin. Zahnärztliche Mitarbeiter waren Herr Prof. *Rotgans* und Herr Prof. *Hohmann*. Nach zweijähriger Tätigkeit waren Mitte 1989 die Prüfgrundsätze fertig.

Geprüft werden die eingereichten Abscheider auf die Abscheiderate von 95% bei unterschiedlichem Wasserdurchfluß und verschiedenen Füllungsgraden des Amalgamsammelbehälters, außerdem auf ihre Dichtigkeit bei 0,5 bar (Kelleraufstellung) und auf die vorgeschriebenen Meldungen bei Füllung des Amalgamsammelgefäßes. Außerdem müssen Montage-, Wartungs- und Entsorgungshinweise vorhanden sein. Sie müssen in einem 5-Jahresrhythmus auf Funktionsfähigkeit geprüft werden.

Nur Abwasser aus Absauganlagen und Speibecken von Einheiten, an denen Amalgamfüllungen ausgebohrt werden, muß über den Abscheider geleitet werden. Reine Kfo- oder Prophylaxearbeitsplätze sowie die Einheiten bei Kieferchirurgen sind von der Installationspflicht befreit.

3.1 Entsorgung

Obwohl die Entsorgung der angefallenen Späne von den Firmen angeboten werden muß, die Amalgamabscheider herstellen, kommen sich hier wieder die verschiedensten Vorschriften gegenseitig ins Gehege. Ersparen Sie mir Einzelheiten, da jedes Bundesland wieder eifersüchtig auf seine eigenen Kompetenzen wacht. Am einfachsten wäre es, wenn die Amalgamspäne als Wirtschaftsgut eingestuft und nicht als Sondermüll gelten würden. Fast alle Behörden sind auch dieser Meinung, aber bisher wird nur in wenigen Fällen eine liberalere Regelung geduldet.

3.2 Recycling

Die Entsorgungsschwierigkeiten hängen eng zusammen mit den Schwierigkeiten beim Recyclen. Die Rückstände lassen sich zwar vor dem Versand desinfizieren, aber sie bestehen immer noch zu 30–50% aus Fremdstoffen, die vor dem Entquekkungsvorgang entfernt werden müssen. Schwierigkeiten macht dabei der Schleifstaub vom Ausbohren der Zinkoxyd-Phosphat-Füllungen, der kaum zu entfernen ist. Beim Destilliervorgang bildet das freiwerdende Quecksilber mit dem reduzierten ZnO Zinkamalgam, das offenbar mit den vorhandenen Technologien nur schwer zu trennen ist. Hat der wertvolle silber- und goldhaltige Rest dadurch mehr als 4% Hg, dann darf er nicht weiter geschieden werden. Er muß, jedenfalls bis hier eine Lösung gefunden wird, als Sondermüll auf die Deponie.

3.3 Stand

Bisher wurden die Abscheider von Dürr, Emda, Siemens und Metasys geprüft und zugelassen. Während der Dürr-Abscheider das Vorhandensein einer Separierautomatik voraussetzt, trennen die anderen Abscheider auch die Luft von der Sprayflüssigkeit.

Der Siemensabscheider kommt nur für die Siemens-Einheiten M1 und ME in Frage. Der Metasysabscheider wird in Kavo-Einheiten eingebaut, kann aber auch von dazu lizenzierten Depots in Alteinheiten nachgerüstet werden, wenn Platz dafür ist. Eigenständige Geräte sind in Entwicklung.

Die Abscheider von Dürr und Emda sind auch als „Standallone" einsetzbar. Sie haben dann etwa die Größe eines Abfallbehälters. Die Kosten betragen gegenwärtig für den Dürr-Abscheider 3185 DM zuzüglich 398 DM für eine Versandkiste mit Amalgamkassetten. Der Emda-Abscheider kostet 3885 DM zuzüglich 480 DM für Anschlußteile. Siemens berechnet für seinen Abscheider 4280 DM. Bei Metasys steht der Preis für das Nachrüstgerät noch nicht fest. Bei den anderen Abscheidern kommt der Einbau noch dazu.

Für den neuen schwedischen Abscheider der Firma Scania (Final), der jetzt zur Genehmigung angemeldet ist, wurde ein voraussichtlicher Preis von 4500 DM genannt.

3.4 Nachrüstung

Neue Einheiten müssen ab 1.1.1990 mit Abscheidern ausgerüstet sein. Wann und in welcher Reihenfolge die Altpraxen ausgerüstet werden müssen, wird auf Länderebene entschieden.

Eine frontale Ausrüstung aller Praxen mit Abscheidern in diesem Jahr wird nicht möglich sein. Die Fertigung in der Industrie läuft erst langsam an, und Personal für die Installierung und eine Organisation für die Wartung und Entsorgung muß erst aufgebaut werden. Die ausgelieferte Stückzahl pro Jahr wird deshalb begrenzt bleiben. Auch die Behörden werden nicht imstande sein, in wenigen Monaten die Installierung in den Praxen zu überwachen und die Genehmigungsprozeduren abzuwickeln. Die Nachrüstung wird stufenweise erfolgen müssen, wobei diejenigen, die bereits Amalgamspäne abscheiden, zuletzt herangezogen werden sollten. Die in Schweden gehandhabte Installierungsfrist von 5 Jahren müßte auch für uns sinnvoll sein.

4 Schlußbemerkungen

Es ist viel zu wenigen bewußt, daß Quecksilber, das einmal in den Kreislauf der Natur einbezogen wurde, nicht vernichtet werden kann. Es hat als aktives Element auch keine Halbwertszeit. Die Deponierung von Quecksilberverbindungen verzögert vielleicht die Reaktivierung des chemisch gebundenen Quecksilbers, kann sie auf die Dauer aber nicht vermeiden.

Vielmehr sollte versucht werden, das gebrauchte Quecksilber möglichst vollständig zur Metallform zu reduzieren und es dann in den technischen Kreislauf wieder einzuführen. Auf diese Weise könnte die bergwerksmäßige Neugewinnung und damit Freisetzung von Quecksilber unnötig werden, zumal der Quecksilberverbrauch weltweit sinkt.

Unsere Bemühungen, an einer Erhöhung der allgemeinen Quecksilberbilanz nicht mehr beizutragen, werden deshalb nur dann sinnvoll sein, wenn ein sicheres Recycling der gesammelten Späne möglich ist und wir für neue Amalgamfüllungen mit der Menge des recycelten Quecksilbers auskommen. Das sollte unser Bestreben sein.

Literatur

[1] *Byla, Gesellschaft für Kunststoffchemie mbH:* (Zwischen-) Bericht zum Modellvorhaben zur Minderung der Schadstoffbelastung der Umwelt durch Rückführung und Verwertung von Silber und Quecksilber aus Amalgamabfällen in Zahnarztpraxen. Runkel 1983
[2] *Gräf, W.:* Die Umweltbelastung durch Quecksilber, Silber, Entwickler und Fixierer aus zahnärztlicher Praxis. Hygiene und Medizin 12, 405–412 (1987)
[3] *Der Hessische Minister für Landesentwicklung, Umwelt, Landwirtschaft und Forsten* (Hrsg.): Umweltschutz in Hessen. Quecksilberbericht (1983)
[4] *Jensen, S., Jernelöv, A.:* Behavior of mercury in the environment. In: Mercury contaminatio in man and his environment. Vienna. International Atomic Energy Agency, Technical Reports Series 137, 43 (1972)
[5] *Jernelöv, A.:* Mercury and food chains. In: Hartung, E. R., Dinman, B. D. (eds.): Environmental mercury contamination. Science Publishers Ann Arbor 1972, p. 174–177
[6] *Kessel, R., Bencze, K., Hamm, M., Praml, G.:* Quecksilber-Konzentrationen in der Raumluft, im Blut und im Urin bei zahnärztlicher Tätigkeit in der Klinik und freier Praxis. Verhandlungen der Deutschen Gesellschaft für Arbeitsmedizin e. V., 20. Jahrestagung Innsbruck 1980. Gentner, Stuttgart 1980
[7] *Kreisler, M.:* Untersuchungen zur normalen Belastung des Menschen mit Quecksilber durch die Nahrung. Inauguraldissertation, Erlangen – Nürnberg (1978)
[8] *Landner, L.:* Biochemical model for the biological methylation of mercury suggested from methylation studies in vivo with Neurospora crassa. Nature 230, 452–454 (1971)
[9] *Rahimy, S. I.:* Abfallproblem und Möglichkeiten des Recyclings beim Silberamalgam. Diplomarbeit bei der Fachhochschule Wilhelmshaven, Fachbereich Feinwerktechnik 1988
[10] *Rotgans, J.:* Amalgamabfälle in der zahnärztlichen Praxis – eine explorative Studie –. Vortrag auf der 18. Jahrestagung der Arbeitsgemeinschaft für Grundlagenforschung in der DGZMK, Mainz 1986
[11] *Rowland, I. R., Grasso, P., Davies, M. J.:* The methylation of mercuric chloride by human intestinal bacteria. Experientia 31, 1064–1065 (1975)
[12] *Schiele, R.:* Toxikologie metallischer Werkstoffe in der Zahnheilkunde. In: Umwelt, Arbeitswelt, Gesundheit, Schriftenreihe APW. Hanser, München – Wien 1988
[13] *Senkspiel, K., Pasch, J., Ohgke, H., Beckert, J.:* Bestimmung der absoluten Quecksilber-Tages- und Stundenfracht im Abwasser einer zahnärztlichen Behandlungseinheit. Hyg. u. Med. 14, 283 (1989)
[14] *Senkspiel, K., Pasch, J., Ohgke, H., Beckert, J.:* Zur ionogenen Freisetzung von Quecksilber aus Dentalamalgam im Abwasser und Klärschlamm. Zentralblatt für Hygiene und Umweltschutz Bd. 188, 254–261 (1989)

[15] *Silver, S., Misra, T. K.:* Bacterial transformations of and resistances to heavy metals, Basic Life Sciences 28, 23–46 (1984)
[16] *Stüben, U.:* Die Quantitative Quecksilberbestimmung im Abwasser zahnärztlicher Praxen. Zahnärztl Mitt 22/88, 2527 (1988)
[17] *Tölg, G., Lorenz, L.:* Quecksilber, ein Problemelement für die Menschen? Chemie in unserer Zeit 11, 150 (1977)
[18] *Töpper, H.:* Rückhaltung von Amalgamabfällen aus Zahnarztpraxen. In: Umweltplanung und Umweltschutz. Schriftenreihe der Hessischen Landesanstalt für Umwelt 44, 1986
[19] *Umweltbundesamt:* Umwelt- und Gesundheitskriterien für Quecksilber, Teil II: Umweltbelastung durch Quecksilber in der Bundesrepublik Deutschland. Bericht 5. Schmidt, Berlin 1980

Anschrift des Verfassers:
Dr. K. Walther, Lockkoppel 9, 2000 Hamburg 65.

Die Unterfüllung – eine kritische Diskussion der verschiedenen Zemente und Präparate

Von *A. Motsch,* Göttingen

Seit einigen Jahren werden die Zahnärzte zunehmend mit neuen Unterfüllungsmaterialien konfrontiert, und in Werbeprospekten und voreiligen Publikationen wird suggeriert, der bewährte Zinkoxiphosphat-Zement sei überholt und pulpaschädlich. Die Entwicklung dieser neuen Materialien hat mehrere Gründe. Zum einen machte die sogenannte „adhäsive Füllungstechnik" große Fortschritte, und für die Säureätztechnik wurden deshalb säurefeste Dentinschutzmaterialien entwickelt. Zum anderen suchte man nach Zementen, die selbst adhäsiv sind und sich chemisch mit dem Dentin verbinden. Mit den adhäsiven Füllungsmaterialien erschienen immer wieder neue Dentin-Haftvermittler auf dem Markt, die auch als Kavitätenlacke geeignet sein sollen. Parallel dazu wurden neue Zemente mit Calciumhydroxid entwickelt. Diese sollten zwei Probleme in einem Arbeitsgang lösen: Die Unterfüllung und die indirekte Überkappung als definitiver Dentinwundverband. So sind derzeit viele Kollegen in der freien Praxis verunsichert. Wissenschaftliche Untersuchungsergebnisse sind ihnen oft schwer zugänglich und hinken außerdem den Neuentwicklungen und den Versprechungen der Werbeprospekte hinterher. Hinzu kommt, daß viele Untersuchungen in vitro zunächst positiv ausfallen, in klinischen Untersuchungen werden später aber entscheidende Nachteile aufgedeckt. Mittlerweile sind dann wieder neue, angeblich bessere Materialien auf dem Markt. Deshalb soll an dieser Stelle die einschlägige Literatur über die bekanntesten derzeit auf dem Markt befindlichen Präparate (Tab. 1) kritisch diskutiert werden. Es ist ein Versuch, diese Informationen mit eigenen Erfahrungen und denen vieler Kollegen zu verbinden. Leider fehlen derzeit für viele Präparate noch handfeste Daten aus klinischen Langzeituntersuchungen.

Es würde zu weit führen, in einem Übersichtsartikel wie diesem, sämtliche Literatur zu zitieren, die hierzu herangezogen wurde. Es werden deshalb nur die wichtigsten Untersuchungen belegt.

Anforderungen an ein Material zur Dentinversiegelung und Unterfüllung
1. Schutz vor toxischen Materialien: nicht durchlässig für toxische Substanzen und Schutz vor Dentinverfärbung.
2. Thermische Isolierung: möglichst geringe Temperaturleitfähigkeit.
3. Mechanische Festigkeit: ausreichende Druckfestigkeit, hoher E-Modul und hohe Biegefestigkeit.
4. Chemische Beständigkeit: nicht wasserlöslich und nicht säurelöslich.

Tabelle 1 Liste der bekanntesten derzeit auf dem Markt befindlichen Präparate zur Dentinversiegelung und Unterfüllung

Unterfüllungsmaterialien

A. Kavitätenlacke
1. Reine Lacke (Varnishes)
   z. B.: Amalgam-Liner / VOCO
   Copalite / Speico
   Copal Varnisch / Prod. Dent.
   Poly-Liner / Mizzi
   Thermo-Line / VOCO

2. Calciumhydroxid-Lacke (Liner)
   z. B.: Cavity Liner / Woelm
   Hydroxyline / Merz
   New Cavity Lining / De Trey
   Tector / lege artis
   Tubulitec / Dent Therap.

3. Polyurethanlacke
   z. B.: Dentinadhesit / Vivadent
   Dentinprotector / Vivadent

B. Zemente
1. Zemente auf Phosphatbasis

1.1 Zinkoxi-Phosphat-Zemente
   z. B.: Harvard Cement / Richter u. Hoffmann
   Duraphos / Woelm
   Fleck's Zink-Zement / Mizzi
   Modern Tenacin / Caulk
   De Trey Zink Zement Improved / De Trey
   Tenet / Vivadent
   Ultraphos / Woelm
   Poscal / VOCO

1.2 Zinkhydro-Phosphat-Zemente
   z. B.: Hydromix / Unitek

1.3 Calciumhydroxid-Phosphat-Zemente
   z. B.: Dropsin / Svedia

2. Polycarboxylatzemente
   z. B.: Aqualox / VOCO
   Carboco / VOCO
   Carboxylon / 3 M
   Durelon / Espe
   Harvard CC Carboxylat / Richter u. Hoffmann
   Hy-cement / Shofu
   Poly-C / De Trey
   Tylok / Caulk

Fortsetzung von Tabelle 1

3. Glasionomerzemente (Glas-Polyalkenoat-Z.)
3.1 Reine Glasionomerzemente Typ III
   z. B.: Baseline / De Trey
   Bio Liner / Bosworth
   Ceramlin Glass ionomer Liner / Healthco
   G-C Lining Cement / G-C Int. Corp.
   Glasionomer base cement / Shofu
   Glasionomer Liner / Shofu
   Glass-ionomer Liner / Bayer AG
   GlassLine / Pulpdent
   Ionobond / VOCO
   Ketac-Bond / Espe
   Vitrabond liner/base (light cure) / 3 M
   Zionomer lining cement / Dent-Mat
3.2 Cermet-Zemente
   z. B.: Miracle Mix / G-C Dental
   Ketac Silver / Espe

4. Zemente auf Phenolatbasis
4.1 Zinkoxid-Eugenol-Zemente (ZOE)
4.1.1 Reine Zinkoxid-Eugenol-Zemente
   z. B.: Cavitec / Kerr
   Iso-Pulp / Flexodent
   Kalsogen / De Trey
   Pulpal / Merz
   Zinoment / VOCO
4.1.2 Verstärkte Zinkoxid-Eugenol-Zemente
   z. B.: B & T / Caulk
   Fynal / Caulk
   IRM / Caulk
4.1.3 Calciumhydroxid-Zinkoxid-Eugenol-Zemente
   z. B.: CpCap / lege artis
4.2 Äthoxibenzoesäure-ZOE-Zemente (EBA)
   z. B.: Aluminia EBA / Opotow
   Harvard Eugenat / Richter u. Hoffmann
4.3 Calciumhydroxid-Zemente
   z. B.: Calcimol / VOCO
   Dycal AF / De Trey
   Hydrex / Kerr
   Life / Kerr
   Reocap / Vivadent
4.3.2 Verstärkte Calciumhydroxid-Zemente
   z. B.: Care / Vivadent
   VLC Dycal / De Trey

5. Kein hydraulischer Einfluß auf die Dentintubuli (Pumpeffekt): ein den Zahnhartsubstanzen möglichst adäquates thermisches Volumenverhalten sowie chemische und mechanische Volumenstabilität.
6. Schutz vor Mikroorganismen: gute Dentinhaftung, nicht durchlässig für Mikroorganismen und deren Toxine und möglichst antibakterielle Wirkung.
7. Biokompatibilität: keine Schädigung der Pulpa.

Die Reihenfolge der genannten Anforderungen ist so gewählt, daß die erfaßten Präparate im Sinne einer Siebanalyse gefiltert werden können: Die Maschen des Siebs werden von Anforderung zu Anforderung weiter, und Präparate, die eine Anforderung nicht einigermaßen erfüllen, fallen durch das Sieb. Der Rückstand nach der letzten Anforderung enthält dann nur Präparate, die wir derzeit empfehlen möchten.

1 Schutz vor toxischen Materialien

Eine unübersehbare Anzahl histologischer, zytotoxikologischer und klinisch-experimenteller Untersuchungen über die Auswirkungen von Füllungsmaterialien auf Dentin und Pulpa beweist mehr oder weniger überzeugend, daß das Dentin des Kavitätenbodens versiegelt werden muß. So wurden früher der Silikatzement für Frontzahnfüllungen und später die ersten Füllungskunststoffe als besonders pulpatoxisch eingestuft. Beim Silikatzement gab man der Säure die Schuld, bei den Füllungskunststoffen galten das Monomer, das Benzoylperoxid oder andere Substanzen als toxisch. Amalgam war weniger gefährlich; nur in tiefen Kavitäten ohne Unterfüllung stellte man eine Irritation der Pulpa fest und machte das Quecksilber dafür verantwortlich. Daß einige Substanzen – so z. B. das in Amalgam enthaltene Quecksilber oder Kupfer – Dentin verfärben können, ist unbestritten. Zudem gilt als sicher, daß ein Dentinschutz unter Amalgamfüllungen die Pulpa vor unangenehmen galvanischen Reaktionen schützen kann.

Der „Schutz vor toxischen Materialien" war deshalb auch in den Lehrbüchern die wichtigste Aufgabe einer Unterfüllung – eine Meinung, die heute unbedingt revidiert werden muß.

2 Thermische Isolierung

Welche Temperaturen den Zähnen schadlos zugemutet werden können, ist nicht genau bekannt. Aus der allgemeinen Pathologie wissen wir, daß eine Hitzeexposition von über 50 °C auf ungeschütztes Gewebe eine Proteindenaturierung und eine Koagulationsnekrose verursacht. Die obere kritische Temperatur für die Pulpa wird mit 42 °C angegeben [52, 149]. Die Temperatur heißer Getränke kann kurzfristig bis zu 85 °C, die heißer Speisen, die länger an den Zähnen haften, kann bis zu 75 °C betragen. Speiseeis ist oft −12 °C kalt. Neben der Kavitätenpräparation, bei der unter Umständen kurzfristig und streng lokalisiert sehr hohe Temperaturen am Dentin auftreten, sind es die Politur metallischer Restaurationen, exotherme Abbindeprozesse autopolymerisierender Kunststoffe (bis 40 °C) und Abformungen mit thermoplastischen Abdruckmaterialien (bis 50 °C), die an den Zähnen minutenlang sehr hohe Temperaturen hervorrufen. An extrahierten Zähnen wurde nachgewiesen, daß durch thermische Reize von 50 bis 60 °C an Frontzähnen nach 6 Sekunden und bei Molaren mit 80 °C nach 12 Sekunden die kritische obere Temperatur der Pulpa von +42 °C überschritten wird. Mit Temperaturen von −12 °C (Speiseeis) würde in der Pulpa die untere kritische Temperatur von +25 °C jedoch nicht unterschritten [138]. Wie sehr die Pulpa durch extreme Temperatureinflüsse auf metallische Restaurationen geschädigt werden kann, hängt einerseits ab von der Höhe und der Expositionszeit der Temperatur und andererseits von der Temperaturleitfähigkeit, spezifischen Wärme und Dichte des Füllungsmaterials, des Unterfüllungsmaterials und des Dentins.

Da metallische Restaurationsmaterialien eine sehr hohe thermische Leitfähigkeit besitzen, besteht wohl kein Zweifel, daß tiefe Defekte möglichst hoch mit einem isolierenden Material aufgebaut werden müssen, um die Masse des Metallkörpers möglichst gering zu halten. Die Füllung soll nur so dick sein, wie es die klinisch-mechanischen Bedingungen erfordern. Die isolierende Aufbaufüllung spielt dann die Rolle eines Dentinersatzes. Die Tabelle der thermischen Leitwerte unterschiedlicher Materialien zeigt deutlich, daß die verschiedenen Zemente etwa den gleichen Leitwert wie Dentin haben (Tab. 2). Unterfüllungszemente isolieren also thermisch kaum besser als Dentin selbst; es ist deshalb unsinnig, flache Kavitäten zu vertiefen, damit eine Unterfüllung aus Zement untergebracht werden kann.

Tabelle 2 Thermische Leitfähigkeit von Zahnhartsubstanzen, einigen Füllungsmaterialien und Zementen [35, 91, 168]

	cal/sec/cm^2/°C/cm x 10^{-3}
Gold	71,0
Amalgam	54,0
Schmelz	2,2
Dentin	1,3–2,3
ZOE-Zement	1,1
Glasionomer-Z.	1,7–2,6
Phosphat-Z.	2,5–3,1

3 Mechanische Festigkeit

3.1 Druckfestigkeit

Vor allem unter Amalgamfüllungen muß die Unterfüllung eine möglichst hohe Druckfestigkeit und einen hohen E-Modul aufweisen, damit bei funktioneller Beanspruchung keine Risse im Dentin oder Höckerfrakturen auftreten. Dem Kondensationsdruck von Amalgam sind die gängigen Unterfüllungsmaterialien weitgehend gewachsen. Ohne Unterfüllung jedoch soll der Kondensationsdruck eine Pulpairritation verursachen [108]. Die Tabelle der Druckfestigkeit verschiedener Füllungs- und Unterfüllungsmaterialien (Tab. 3) zeigt, daß die Werte erheblich differieren.

Tabelle 3 Druckfestigkeit von Füllungs- und Unterfüllungsmaterialien [35, 62, 85, 92]

		Druckfestigkeit N/mm² bzw. MN/m²
Zahnhartsubstanzen	Schmelz	100–400
	Dentin	200–350
Füllungsmaterialien	Amalgam	300–430
	Komposites	140–350
	Glasionomer-Z.	140–180
Zemente	Phosphat-Z.	70–172
	Carboxylat-Z.	40–120
	ZOE-EBA-Z.	70–100
	Glasionomer-Z.	45– 85
	ZOE-Z.	14– 61
	Calciumhydroxid-Z.	7

Calciumhydroxid-Zemente sind bedeutend weniger druckfest als die klassischen Unterfüllungszemente [46, 62, 66, 97]. Wegen der längeren Erhärtungszeit kann die Unterfüllung bei der Kondensation des Amalgams verpreßt und in der Kavität verschoben werden. So sind sich viele einig, daß eine Unterfüllung mit Calciumhydroxid-Zement die Bruchgefahr okklusionstragender Amalgamfüllungen eindeutig erhöht [140]. Um die mechanische Festigkeit zu verbessern, wurden *Calciumhydroxid-Zemente auf Kunststoffbasis* entwickelt, die mit Licht oder rein chemisch polymerisieren. Obwohl die Druckfestigkeit dieser Zemente höher ist, zeigten experimentelle Untersuchungen, daß auch sie sich bei Belastung der Deckfüllung deformieren und verbiegen [159].

Ein *Calciumhydroxid-Zinkoxiphosphat-Zement* (Dropsin/Swedia) ist durch den Calciumhydroxidzusatz in seiner Druckfestigkeit noch schlechter als die einfachen Calciumhydroxid-Zemente [162].

Zinkoxid-Eugenol-Zemente (ZOE): Die meisten Autoren sind sich einig, daß reine ZOE-Zemente, deren Druckfestigkeit weit unter der eines Zinkoxiphosphat-Zementes liegt, als definitive Unterfüllungsmaterialien nicht geeignet sind [35, 45, 132, 140]. Man versuchte deshalb, die Festigkeit der ZOE-Zemente durch Zusatz von Kunststoffen zu verbessern. Über diese *verstärkten ZOE-Zemente* liegen jedoch noch keine ausreichenden experimentellen und klinischen Erfahrungen vor.

Mit den *ZOE-Ethoxibenzoesäure-Zementen (EBA)* ist es durch Zugabe anorganischer Füllstoffe zwar gelungen, die ZOE-Zemente hinsichtlich ihrer Druckfestigkeit zu verbessern, sie sind aber dennoch relativ elastisch und sogar plastisch verformbar [15]. Neuere Präparate, bei denen das restliche Eugenol durch andere Chelatbildner wie Vanillinsäureester ersetzt wurde, sollen eine höhere Festigkeit aufweisen [86]. Es fehlen aber noch Langzeiterfahrungen, so daß wir auch diese Zemente als definitives Unterfüllungsmaterial derzeit nicht empfehlen möchten.

Carboxylatzemente wurden in den 60er Jahren speziell als Adhäsivzemente entwickelt. Aufgrund erster Untersuchungen wurden sie dann relativ rasch als definitive Unterfüllungszemente benutzt. Ihre Druckfestigkeit ist jedoch deutlich geringer als die von Zinkoxiphosphatzement [79, 127, 131, 173].

Glasionomer-Zemente (Glas-Polyalkenoat-Zemente): 1977 schlugen *McLean* und *Wilson* vor, Glasionomer-Zement wegen der besseren Dentinhaftung als Unterfüllung unter Kompositfüllungen einzusetzen, und viele Zahnärzte verwenden Glasionomer-Zement heute auch als Unterfüllung unter Amalgamfüllungen. Glasionomer-Zemente zum Befestigen (Typ I) und für Füllungen (Typ II) überteffen die Druckfestigkeit der Zinkoxiphosphat-Zemente, die Zemente für Unterfüllungen (Typ III) weisen im Vergleich zu Zinkoxiphosphat-Zement jedoch eine deutlich geringere Druckfestigkeit auf [85].

Zinkoxiphosphat-Zement: Die Tabelle zeigt deutlich, daß Zinkoxiphosphat-Zement die höchste Druckfestigkeit aufweist [35, 62, 142].

3.2 E-Modul

Hinsichtlich der Bruchfestigkeit plastischer Füllungsmaterialien spielen der E-Modul und die Biegefestigkeit eines Unterfüllungszementes noch eine größere Rolle als dessen Druckfestigkeit [46, 62]. Die Tabelle zeigt jedoch für die meisten Zemente einen viel zu niedrigen E-Modul (Tab. 4).

Calciumhydroxid-Zemente besitzen einen sehr niedrigen E-Modul. Auch *Calciumhydroxid-Zemente auf Kunststoffbasis* deformieren und verbiegen sich bei Belastung der Deckfüllung [159].

Mit *Kunststoff verstärkte ZOE-Zemente* besitzen zwar einen höheren E-Modul als reine ZOE-Zemente, er ist jedoch noch bei weitem geringer als der eines Zinkoxi-

Tabelle 4 E-Modul von Zahnhartsubstanzen, Füllungs- und Unterfüllungsmaterialien [35, 46, 62, 92]

		E-MODUL N/mm^2 bzw. MN/m^2
Zahnhartsubstanzen	Schmelz	50 000– 85 000
	Dentin	15 000– 20 000
Füllungsmaterialien	Goldlegierungen	75 000–105 000
	Amalgam	14 000– 69 000
	Komposites	12 000– 16 000
Zemente	Phosphat-Z.	22 000– 22 400
	Glasionomer-Z.	5000
	Carboxylat-Z.	5000
	ZOE-EBA-Z.	4400
	ZOE-Z.	1700– 3500
	Calciumhydroxid-Z.	370

phosphat-Zementes. *EBA-Zemente* sind relativ elastisch und sogar plastisch verformbar [15].

Der E-Modul der *Carboxylat-Zemente* ist sehr gering; deshalb sind diese Zemente auch relativ brüchig [71] und wenig belastungsfähig [79].

Der E-Modul von *Glasionomer-Zementen* ist ebenfalls bedeutend geringer als der eines Zinkoxiphosphat-Zementes [46]. *Cermet-Glasionomer-Zemente* wurden als Füllungsmaterialien, speziell aber auch als Aufbaumaterialien entwickelt. Durch den Zusatz von Metallpartikeln sollen diese Zemente als Aufbaumaterial eine höhere mechanische Festigkeit als Zinkoxiphosphat-Zement aufweisen. Druckfestigkeit und Härte sind tatsächlich auch höher als bei Zinkoxiphosphat-Zementen, der E-Modul ist jedoch geringer [84, 100], denn durch die Zugabe von Metallen wird der Zement spröder und ist demzufolge weniger belastungsfähig.

Zinkoxiphosphat-Zemente: Vergleicht man die Werte der Druckfestigkeit und der E-Moduln der Zahnhartsubstanzen mit denen der Füllungsmaterialien einerseits und mit denen der Unterfüllungsmaterialien andererseits, so stellt man fest, daß auch der Zinkoxiphosphat-Zement das schwächste Glied in der Kette ist. Es gibt also keinen Zement, der hinsichtlich Druckfestigkeit die Werte von Schmelz und Dentin erreicht. Nur beim E-Modul übertrifft Zinkoxiphosphat-Zement sogar die Werte für Dentin.

Zusammenfassend muß also festgestellt werden, daß der Zinkoxiphosphat-Zement hinsichtlich der mechanischen Festigkeit allen anderen Unterfüllungsmaterialien überlegen ist. Die mechanische Festigkeit der Calciumhydroxid-Zemente, Zinkoxid-Eugenol-Zemente, Carboxylat-Zemente und Calciumhydroxid-Zinkoxiphosphat-Zemente ist so gering, daß sie schon aus dieser Sicht als definitive Unterfüllungsmaterialien nicht in Frage kommen.

4 Chemische Beständigkeit

Neben der mechanischen Festigkeit ist auch die chemische Beständigkeit für die Beanspruchbarkeit eines Unterfüllungsmaterials außerordentlich wichtig. Ist ein Material wasserlöslich, so können durch die Flüssigkeit der Dentintubuli Bestandteile aus dem Zement herausgelöst und resorbiert werden. Es entstehen zwangsläufig wassergefüllte Hohlräume, in denen sich Mikroorganismen ansiedeln und vermehren können; mit der Zeit nimmt die mechanische Festigkeit erheblich ab, und hydraulische Pumpeffekte werden stärker. Ausgehend von der bisherigen Meinung, Säuren könnten durch Dentin diffundieren und die Pulpa irreparabel schädigen, wurde seit der Entwicklung der Schmelz-Ätztechnik bei Kompositfüllungen die Säurebeständigkeit der klassischen und der neueren Unterfüllungsmaterialien in zahlreichen Untersuchungen getestet. Auch die Dichtigkeit der Materialien gegenüber Ionen, die über das Dentin in die Pulpa gelangen, spielt eine Rolle.

Die *reinen Kavitätenlacke* sind mehr oder weniger säuredurchlässig [55, 78, 93, 167, 182] und gelten als eine ionendurchlässige semipermeable Membran [164]. Viele Autoren empfehlen jedoch bei flachen Kavitäten Kavitätenlacke, um die Dentinpermeabilität zu reduzieren; auch kann der Durchtritt von Zementsäuren weitgehend verhindert werden.

Über *Polyurethanlacke* bzw. Cyanoacrylatlacke gibt es hinsichtlich der chemischen Beständigkeit gegenwärtig noch zu wenige experimentelle und klinische Untersuchungen.

Liner unterscheiden sich von den reinen Lacken im wesentlichen nur durch den Gehalt an Calciumhydroxid. Somit gelten für Liner zunächst auch die Vor- und Nachteile der Lacke. Ein zusätzlicher und entscheidender Nachteil ist jedoch, daß das Calciumhydroxid herausgelöst und somit der Liner undicht wird [47, 54].

Aus *Calciumhydroxid-Zementen* auf reiner Salicylatbasis werden über die Feuchtigkeit der Dentintubuli die hydratisierbaren Bestandteile, vor allem das Calciumhydroxid herausgelöst, und es entstehen wassergefüllte Hohlräume [5, 7, 56, 60, 109], in die Mikroorganismen eindringen. Unter dem Einfluß der Mikroorganismen sollen diese Zemente noch weiter zerfallen [158].
Die geringe mechanische Festigkeit und die mangelhafte chemische Beständigkeit sind die entscheidenden Gründe, warum reine Calciumhydroxid-Zemente zumindest im Seitenzahnbereich nicht als definitive Unterfüllungsmaterialien eingesetzt werden dürfen.

Calciumhydroxid-Zemente auf Kunststoffbasis zeigen eine bessere chemische Beständigkeit, sie nehmen jedoch auch Feuchtigkeit auf und verlieren dadurch an Druckfestigkeit [158].

Zinkoxid-Eugenol-Zemente: Bei Feuchtigkeitszutritt löst sich Eugenol aus der Zementmatrix [8, 15, 41, 70, 178], und es bilden sich zwischen Zement und Dentin Hohlräume. Mangelhafte mechanische Festigkeit und mangelhafte chemische Beständigkeit sind die entscheidenden Gründe dafür, daß diese Zemente als definitive Unterfüllungsmaterialien nicht mehr weiter diskutiert werden.

Verstärkte Zinkoxid-Eugenol-Zemente sollen eine geringere Löslichkeit aufweisen, es gibt jedoch noch keine ausreichenden Untersuchungen und keine langjährigen klinischen Erfahrungen, so daß wir auch diese Zemente als definitive Unterfüllungsmaterialien derzeit nicht empfehlen möchten. Hinsichtlich der Löslichkeit weisen die *EBA-Zemente* bessere Werte auf als die reinen ZOE-Zemente, jedoch immer noch schlechtere als Phosphatzemente [15].

Carboxylat-Zemente sind wasserlöslicher als Zinkoxiphosphat-Zemente und unter der Deckfüllung zeigen sie mit der Zeit eindeutigen Substanzverlust [80]. Sie können auch von Mikroorganismen angegriffen und zersetzt werden [158]. Somit ist bei Carboxylat-Zementen neben der mechanischen Beständigkeit auch die chemische Beständigkeit nicht gewährleistet, und es wundert nicht, daß Carboxylat-Zement-Unterfüllungen nach Entfernen der Deckfüllung gelegentlich brüchig erscheinen und zerbröseln. Damit scheiden die derzeitig bekannten Carboxylatzemente ebenfalls aus.

Die *Glasionomer-Zemente* scheinen am wenigsten löslich zu sein [130]. In der ersten Abbindephase ist die Mischung gegen Feuchtigkeit jedoch sehr empfindlich, was Druckfestigkeit und Dentinhaftung erheblich beeinträchtigt [30, 107]. Neuere Materialien sollen angeblich weniger feuchtigkeitsempfindlich sein, in den jüngsten Veröffentlichungen wird aber nach wie vor gewarnt [84, 157]. So muß man davon ausgehen, daß die in vitro festgestellten guten mechanischen Werte nicht ohne weiteres auf die klinische Situation übertragen werden dürfen.

Wasserhärtende Systeme sind allerdings weniger feuchtigkeitsempfindlich [84] und zeigen auch eine bessere Dentinhaftung [1].

Bei *Cermet-Glasionomer-Zementen* ist die Haftung am Dentin jedoch wiederum geringer als bei reinen Glasionomer-Zementen [84, 169].

Zinkoxiphosphat-Zemente sind nach den Glasionomer-Zementen die am wenigsten wasserlöslichen Materialien [104, 119, 139]. Sie isolieren auch relativ gut gegen Säuren [39], sind im sauren Milieu jedoch stärker löslich als in Wasser [111, 113].

5 Kein hydraulischer Einfluß auf die Dentintubuli (Pumpeffekt)

Mit experimentellen und histologischen Untersuchungen konnten *Brännström* und seine Mitarbeiter [24] nachweisen, daß durch Volumenänderung und elastische Deformation der Füllungsmaterialien über die Flüssigkeit in den Dentinkanälchen ein hydrodynamischer Pumpeffekt zustande kommen kann, der die Pulpa mechanisch schädigt. Dieser Mechanismus kann sehr oft die Ursache einer Hypersensibilität des Zahnes und sogar pulpitischer Beschwerden sein. Vor allem sind es die *thermisch bedingten Volumenänderungen* der Füllungsmaterialien, die diesen Pumpeffekt auf das ungeschützte Dentin bewirken. Wie die Tabelle 5 zeigt, führen Kompositfüllungen die Liste an. Dies ist ein entscheidender Grund, warum auch bei flachen Kavitäten das Dentin mit einem Lack versiegelt werden muß. Eine thermische Sensibilität nach Legen einer Amalgamfüllung ohne Unterfüllung wird weniger durch die Temperaturleitfähigkeit des Amalgams als vielmehr durch das im Vergleich zu den Zahnhartsubstanzen ungünstige thermische Volumverhalten verursacht [24, 103]. Bei schlechtem Randschluß einer Füllung können durch diesen Pumpeffekt auch Mikroorganismen von außen unter die Füllung gelangen. Dies ist vor allem bei Kompositfüllungen wegen ihres sehr ungünstigen thermischen Volumenverhaltens der Fall, wenn keine Schmelzätztechnik angewendet wird. Der hydrodynamische Pumpeffekt wirkt sich an ungeschütztem Dentin am stärksten aus. Dentin unter einer Karies, speziell in der Zone der Transparenz, ist relativ dicht, da hier die Dentinkanälchen mit intratubulären Mineralablagerungen weitgehend verstopft sind.

Neben einem ungünstigen thermischen Volumenverhalten kann auch die *elastische Verformung* der Füllungsmaterialien beim Kauen diesen hydrodynamischen Effekt im Dentin verursachen [110]. Aus diesem Grunde ist die mechanische Festigkeit, insbesondere der E-Modul der Unterfüllungsmaterialien, von entscheidender Bedeutung. Nach unseren Erfahrungen und den Beobachtungen vieler anderer Auto-

Tabelle 5 Linearer thermischer Expansions-Koeffizient von Zahnhartsubstanzen und einigen Füllungs- und Unterfüllungsmaterialien [92, 155]

zwischen 20–50°C	x 10^{-6}/°C
Schmelz	11
Dentin	8
Komposite	22–41
Amalgam	22–28
Goldlegierungen	11–16

ren ist die okklusale Fehlbelastung nach restaurativen Maßnahmen sehr oft die Ursache extremer Kälteempfindlichkeit und pulpitischer Sensationen.

In der gesunden Pulpa herrscht ein hydrostatischer Druck von 20 mm Hg [125] bzw. 30 mm Hg [26]. Der Druckgradient in den Dentinkanälchen ist also nach außen gerichtet, so daß sich Spalten unter Restaurationen mit Dentinflüssigkeit füllen. Bei Belastung verstärkt ein hydrostatischer Druck dann den hydraulischen Pumpeffekt [26]. Deshalb dürfen Unterfüllungsmaterialien beim Abbinden nicht schrumpfen und sollten auch möglichst fest am Dentin haften.

Durch Verdunstung der Lösungsmittel können *reine Kavitätenlacke* schrumpfen und reißen, so daß sie oft stellenweise nicht dicht sind [124]. Von anderer Seite wird wiederum behauptet, in dickerer Schicht seien Lacke doch dicht [94]. Offensichtlich spielen Fehler bei der Applikation von Lacken eine große Rolle. Grundsätzlich ist die Haftung der älteren Lacke am pulpanahen Dentin wegen der Dentinfeuchtigkeit gering [121]. *Polyurethan-Lacke* gelten als spezielle Adhäsiv-Lacke. Es liegen jedoch noch zu wenige spezielle Untersuchungen vor. Das Calciumhydroxid in den *Kavitäten-Linern* bewirkt eine Verstopfung der Dentintubuli durch Verblockung mit schwerlöslichen Salzen, so daß der Pumpeffekt zunächst erheblich reduziert wird [21, 57]. Calciumhydroxid kann hierbei jedoch nur wirksam werden, wenn es in Lösung geht. Dadurch entstehen unter der Füllung jedoch Spalten, so daß wir Kavitäten-Liner als definitive Dentinversiegelungsmittel grundsätzlich ablehnen müssen.

Obwohl die *Carboxylat-Zemente* wegen ihrer mangelhaften mechanischen Festigkeit bereits ausgeschieden sind, wird im Zusammenhang mit dem Pumpeffekt hier noch auf einen weiteren gravierenden Nachteil dieser Zemente hingewiesen: die extrem große Abbindeschrumpfung, die bis zu 6,7 Vol% gehen kann [40, 79, 175]. Auch die Haftung am Dentin ist bei weitem nicht so gut wie theoretisch angenommen wurde [127]. Der Zement kann sich vom Dentin lösen, und es entstehen Spalten und Hohlräume [116, 150, 174, 176]. Neuere Entwicklungen derartiger Zemente sollen eine wesentlich höhere mechanische Festigkeit und bessere Dentinhaftung aufweisen [42]. Ob sich diese neuen Entwicklungen klinisch tatsächlich besser bewähren, ist nicht bekannt.

Glasionomer-Zemente sollen eine bessere Dentinhaftung aufweisen als alle anderen Zemente, und sie sollen im Vergleich zu anderen Zementen auch das Dentin am besten abdichten. Es wurde jedoch festgestellt, daß die Aufnahme von Flüssigkeit aus dem Dentin die Abbindung des Zementes im Grenzbereich stört [106]. So zeigen dünnere Schichten am Dentin niedrigere Haftwerte als dickere [117]. Wird zur besseren Haftung das Dentin vorher mit einer Säure konditioniert, so löst sich Kalzium aus dem Dentin, und es kommt an der Dentinoberfläche zu einer Verarmung an Bindungspartnern zum Glasionomer-Zement [69]. Die Abbindeschrumpfung liegt im Bereich von 2,0–4,4 Vol% [175]. Von *Brännström* [27] wird die „nicht ausreichende Haftung" am Dentin bemängelt. Er vermutet, daß zwischen Dentin und Glasionomer-Zement ein mit Flüssigkeit gefüllter Spalt entsteht, in dem sich aufgrund fehlender bakterizider Wirkung der Glasionomer-Zemente Bakterien vermehren, die dann die Pulpa schädigen können. Bei den neueren wasserhärtenden Systemen ist die Dentinhaftung jedoch besser [1].

Bei *Cermet-Glasionomer-Zementen* soll die Haftung an Dentin geringer sein als bei einfachen Glasionomer-Zementen [84, 169].

Es wurde bereits festgestellt, daß *Zinkoxiphosphat-Zemente* die besten mechanischen Festigkeitswerte aufweisen, besonders hinsichtlich des E-Moduls, so daß diese Zemente auch die höchste Widerstandskraft gegen Verformungen aufweisen [14]. Wegen der relativ hohen Abbindeschrumpfung bis zu 3,2 Vol% ist die Dentinhaftung allerdings nicht sehr gut [175]. Wird der Zement jedoch möglichst fest angemischt, so verringert sich die Schrumpfung, und die Dentinhaftung wird besser.

6 Schutz vor Mikroorganismen

Eine Irritation und Schädigung der Pulpa wird nicht so sehr durch toxische Substanzen aus dem Füllungsmaterial, sondern in erster Linie durch toxische Wirkung der Mikroorganismen verursacht [27]. Die klassischen tierexperimentellen Untersuchungen an keimfreien Ratten von *Kakehashi* und seinen Mitarbeitern in den 60er Jahren schufen die Basis für diese entscheidend wichtigen Erkenntnisse [75, 76]. Mit tierexperimentellen Untersuchungen an Affen über den Einfluß verschiedener Füllungsmaterialien auf die Pulpa bestätigten *Cox* und seine Mitarbeiter [33], daß nicht die Füllungsmaterialien, sondern hauptsächlich bakterielle Einflüsse die Pulpa schädigen. So soll Amalgam auch bei ungeschützter dünner Dentindecke die Pulpa nicht schädigen, vorausgesetzt, jegliche bakterielle Besiedlung der Kavität wurde vermieden [18]. Diese Feststellung widerspricht der klassischen Lehrmeinung, die eine Pulpairritation nach restaurativen Maßnahmen besonders den Füllungs- bzw. Unterfüllungsmaterialien anlastet.

Es sind jedoch weniger die Bakterien selbst, die durch das Dentin bis zur Pulpa vordringen, sondern hauptsächlich deren toxische Substanzen [10, 11].

Die Mikroorganismen können zum einen von außen entlang eines Füllungsrandspaltes und durch einen Pumpeffekt unter die Füllung gelangen, zum anderen soll auch die durch die Präparation entstandene Schmierschicht Mikroorganismen enthalten [2, 12, 19, 26, 27, 29]. Diese Schmierschicht bildet einerseits auch eine gewisse Barriere gegen Mikroorganismen von außen [44, 102, 118], andererseits verringert sie jedoch die Haftung von Füllungsmaterialien und ermöglicht über Mikrospalten eine Bakterieninvasion ins Dentin; vor allem verhindert sie die Haftung dentinadhäsiver Materialien. Wegen dieser Nachteile empfehlen einige Autoren, den etwa 1–5 µm dicken oberen Teil der Schmierschicht zu entfernen und den Teil, der pfropfenartig etwa 4–5 µm tief die Dentinkanälchen verschließt, als Dentinschutz zu belassen und zu desinfizieren [26, 74]. Aufgrund der Komplexität wird dieses Konzept auch als zu theoretisch bezeichnet [123]. Darüber hinaus wird sogar die Präsenz von virulenten Mikroorganismen in der Schmierschicht bezweifelt, da ein glaubwürdiger Nachweis noch nicht erbracht worden ist [59]. Für eine Amalgamfüllung müßte die Schmierschicht nicht unbedingt entfernt werden, denn das Amalgam soll sich gut adaptieren.

Um zu verhindern, daß Mikroorganismen unter einer Füllung ins Dentin gelangen, muß das Dentin der Kavität unbedingt versiegelt werden. Für Unterfüllungsmaterialien ergeben sich folgende Forderungen: Sie sollen nicht durchlässig für Mikroorganismen sein und möglichst antibakteriell wirken.

Es wurde bereits darauf hingewiesen, daß *reine Kavitätenlacke* durch Schrumpfung reißen, folglich können sie auch das Dentin vor Mikroorganismen nicht absolut schützen. Cyanoacrylatlacke sollen bakteriostatisch wirken und sowohl am Dentin als auch an der Füllung haften [105].

Vor einigen Jahren wurde von zahlreichen Autoren auch gefordert, in der Amalgamfüllungstechnik die gesamte Kavität, also auch den Schmelzrand mit einem Lack, zu versiegeln, um jegliche Bakterieninvasion zu verhindern. Einerseits gibt es zahlreiche Untersuchungen, die zeigen, daß sich Amalgam mit der Zeit durch Korrosionsprodukte im Randspalt selbst „versiegelt", andererseits sind mit Lack versiegelte Füllungsränder auf die Dauer nicht dicht [6, 73, 153, 180]. Die Randständigkeit der Amalgamfüllungen wird nach einigen Monaten sogar schlechter [3, 95, 144, 165].

Glasionomer-Zemente sind nicht bakterizid [148]. Von anderen Autoren wurde jedoch nachgewiesen, Glasionomer-Zemente würden eine deutliche antibakterielle Wirkung besitzen [145]. Diese Wirkung wird auf den niedrigen pH-Wert beim Abbinden sowie auf die Abgabe von Fluorionen zurückgeführt. Diese antibakterielle Wirkung soll allerdings geringer sein als bei Zinkoxiphosphat-Zementen [148]. Die antibakterielle Wirkung von *Cermet-Glasionomer-Zementen* soll sehr gering sein [148].

Zinkoxiphosphat-Zemente gelten als porös und somit als nicht absolut dicht, die Poren sind jedoch so klein, daß Mikroorganismen nicht durchdringen können [83]. Frisch angemischt wirkt Zinkoxiphosphat-Zement deutlich antibakteriell [148].

Diese antibakterielle Wirkung ist nach dem Abbinden jedoch nur noch sehr gering [13, 38, 95].

Um die antibakterielle Wirkung des Zinkoxiphosphat-Zementes zu erhöhen, wurde Kupfer zugesetzt. Anderen Zementen wurden auch Fluoride als antibakterielle Substanz und als Schutz gegen Sekundärkaries beigegeben. Allerdings fehlt noch immer der Nachweis, daß ein Fluorid am Kavitätenboden tatsächlich das Risiko einer Sekundärkaries reduzieren kann [28]. Grundsätzlich sind lösliche Zusätze zu Unterfüllungsmaterialien abzulehnen, gleichgültig, ob es sich um Calciumhydroxid, Fluoride oder antibakterielle Zusätze handelt. Lösen sich derartige Zusätze tatsächlich, und nur dann wären sie auch wirksam, so wird das betreffende Präparat in seiner mechanischen Festigkeit unweigerlich erheblich geschwächt.

7 Hohe Biokompatibilität

In vielen Untersuchungen der letzten Jahre wurde überzeugend nachgewiesen, daß neben dem Präparationstrauma vor allem Mikroorganismen sowie hydraulische Einflüsse auf das Dentin die entscheidenden Ursachen einer Pulpaschädigung sind und weniger toxische Einflüsse der Füllungsmaterialien. Es erhebt sich die Frage, ob die Forderung nach einer hohen Biokompatibilität der Unterfüllungsmaterialien tatsächlich noch in dem Maße relevant ist, wie sie bislang in der Lehre vertreten wurde.

In zahlreichen zytotoxikologischen, tierexperimentellen und klinisch-experimentellen Untersuchungen am Menschen wurden die toxischen Qualitäten alter und neuer Unterfüllungsmaterialien untersucht. Die Ergebnisse der Laboruntersuchungen wurden oft unreflektiert auf die klinischen Verhältnisse übertragen. So sind rein zytotoxikologische Untersuchungen klinisch zunächst wenig aussagekräftig, weil der Faktor Dentin nicht berücksichtigt wird. Die Verhältnisse in vivo sind außerdem sehr komplex, und eine direkte Beziehung zwischen Füllungsmaterial und histologischem Bild ist ohne experimentelle Berücksichtigung aller anderen kausal möglichen Faktoren zu einseitig. Als Beispiel sei an die ersten Kunststoff-Füllungsmaterialien erinnert: Als Ursache der verheerenden Pulpaschädigung wurden früher ausschließlich toxische Substanzen der Materialien angeklagt, heute sind wir überzeugt, daß Mikroorganismen, durch Perkolation über den Randspalt unter die Füllung gepumpt, in erster Linie die Schuldigen waren. Bei Zementen galt bislang ein niedriger pH-Wert bzw. ein hoher Säurerest als schlimmstes Übel (Tab. 6).

Reine Kavitätenlacke zeigen unterschiedliche pH-Werte. Copalite besitzt beispielsweise einen pH-Wert von 6,7. Einige Autoren stellten fest, Lacke würden die Pulpa kaum oder nicht schädigen [36, 143]. Als pulpaschädlich werden im allgemeinen jedoch die Lösungsmittel der Lacke eingestuft.

Tabelle 6 pH-Werte einiger Zemente in Abhängigkeit von der Zeit nach dem Anmischen [154]

Zeit/min	Phosphat-Z (Hybond Line)	Carboxylat-Z (Durelon)	Glasionomer-Z	
			Ketac Cem	Fuji Typ I
1	2.05	2.95	1.1	1.5
3	3.1		1.3	1.85
10	3.8	4.15	3.1	3.0
60	4.5	5.2	4.5	4.1

Polyurethan-Lacke gelten als weitgehend pulpafreundlich [16, 58, 143].

Glasionomer-Zemente galten zunächst als besonders pulpaverträglich. Mit der Zeit deuteten klinische Beobachtungen und Berichte jedoch darauf hin, daß sie eine erhöhte Sensibilität des Zahnes bewirken können. Kurze Zeit nach dem Anmischen ist der pH-Wert von Glasionomer-Zementen auch sehr niedrig [154]. Die Säure des Zementes soll zwar die Pfropfen der Schmierschicht in den Dentinkanälchen auflösen, das Dentin jedoch nicht durchdringen können [27, 160]. Zytotoxikologische und tierexperimentelle Untersuchungen sowie Untersuchungen an menschlichen Zähnen konnten bislang die Frage der Pulpaverträglichkeit von Glasionomer-Zementen nicht eindeutig klären. Einige Autoren sprechen von deutlichen Pulpareizungen [32, 37, 81, 129, 147], andere berichten jedoch von nur minimalen entzündlichen Reaktionen [65, 120, 170].

Bei *Cermet-Glasionomer-Zementen* soll die Zytotoxizität allerdings stärker sein als bei reinen Glasionomer-Zementen [177].

Zinkoxiphosphat-Zement ist hinsichtlich der Toxizität wohl der am besten untersuchte Zement. Nach dem Anmischen reagiert der Zement stark sauer und zeigt nach einer Minute einen pH-Wert von 2,05 [154]. Er steigt dann zunehmend an und erreicht nach 24 Stunden die Werte pH 6–7 [128]. Die Phosphorsäure soll für die Pulpa jedoch nur dann gefährlich werden, wenn der Zement sehr dünn angemischt und somit eine größere Menge Säure frei wird [114, 134]. In Zellkulturen erweist sich Zinkoxiphosphat-Zement nach dem Anmischen zunächst als toxisch [147, 172], und klinisch-experimentelle Untersuchungen zeigten, daß der Zement die Pulpa zunächst schädigen kann. Mit zunehmender Liegezeit läßt die toxische Wirkung jedoch nach, und die Gewebsschädigung ist reversibel [17, 43, 82, 88, 147]. Es wird sogar behauptet, Zinkoxiphosphat-Zement würde keine Pulpaschäden und somit auch keinerlei Komplikationen verursachen [26, 27]. Viele Autoren sind sich einig, daß die Pulpa nur dann geschädigt wird, wenn die Kavität sehr tief, d. h. die Dentinschicht über der Pulpa also sehr dünn ist [22, 80, 141, 147, 183]. Tierexperimentell konnte festgestellt werden, daß Zinkoxiphosphat-Zement bei keimfreien Ratten keine Pulpitis verursacht, bei normalen Tieren jedoch unter sonst gleichen Bedingungen eine Pulpitis entstehen kann [133]. Diese und einige andere Untersuchungen, vor allem von *Brännström* und seinen Mitarbeitern über die Pulpaverträglichkeit von Füllungsmaterialien, unterstreichen die Bedeutung einer bakteriellen Infektion des Dentins. So kommt *Brännström* zu der Schlußfolgerung: Phosphat-Zement verursacht keine Pulpaentzündung [22, 26].

In diesem Zusammenhang ist folgende Frage entscheidend: Kann Phosphorsäure die Pulpa über das Dentin schädigen?

Mit der Entwicklung der adhäsiven Füllungstechnik erkannte man, daß die Schmierschicht unbedingt entfernt werden muß, um eine spaltfreie Adaptation und mechanische Haftung des Füllungsmaterials am Dentin zu erzielen.

Zur Dentinkonditionierung wurden deshalb verschiedene Säuren getestet: Zitronensäure, Polyacrylsäure, Milchsäure, Ascorbinsäure und Ameisensäure, vor allem aber die Phosphorsäure. Viele Untersuchungen zeigen, daß das Ätzen von Dentin mit Phosphorsäure die Pulpa mehr oder weniger schädigt [4, 99, 136, 137, 166]. In klinisch-experimentellen Untersuchungen aus jüngster Zeit wurde jedoch nachgewiesen, daß den meisten dieser Untersuchungen gravierende Verfahrensfehler anhaften. In Wirklichkeit kann Dentin ohne Skrupel mit bis zu 50%iger Phosphorsäure mehrere Sekunden bis maximal eine Minute traktiert werden: Die Pulpa wird dadurch nicht geschädigt, höchstens leicht irritiert [49, 50, 67, 68, 87, 171]. Schon früher wurde nachgewiesen, daß radioaktiver Phosphor (P 32) aus der viskösen Phosphorsäurelösung das Dentin nicht durchdringt [72, 89]. H-Ionen sollen durch Dentin kaum diffundieren [64], da sie von der Dentinmatrix gebunden werden [125]. Ja selbst in tiefen Kavitäten bei dünner Dentindecke soll Phosphorsäure die Pulpa nicht schädigen können [23, 89, 112, 171], weil Phosphorsäure intaktes Dentin nur 10 µm durchdringt [68]. Auch wenn reine Phosphorsäure die Pulpa über das Dentin nicht schädigen soll, so zeigt diese radikale Dentinätzung dennoch einige Nachteile, die unbedingt beachtet werden müssen: Aus den Dentintubuli werden auch die Pfropfen der Schmierschicht herausgelöst, die Tubuliöffnungen werden demineralisiert und erweitert und die Permeabilität des Dentins erhöht sich erheblich [25, 68, 90, 122, 166]. Dies soll allerdings bei kariös verändertem Dentin weniger der Fall sein, da die Tubuli im Bereich der Zone der Transparenz durch sogenannte Karieskristalle (Whitlokit) weitgehend verstopft sind [48, 87, 115]. Diese Permeabilitätssteigerung des intakten Dentins durch Säurebehandlung kann dann indirekt eine Pulpairritation oder gar -schädigung verursachen: Durch den höheren Gewebedruck in der Pulpa wird Dentinflüssigkeit nach außen gepreßt und die Haftung von Füllungsmaterialien verringert [27, 51, 135]. Diese Flüssigkeitsbewegung nach außen behindert ein verstärktes Eindringen von Mikroorganismen bzw. deren Toxine nicht [12, 102]. Aus diesem Grund fordern *Brännström* und andere Autoren nur eine Entfernung der oberen Schmierschicht; die Pfropfen in den Tubuli müssen erhalten bleiben. Auf die Problematik dieser selektiven Dentinkonditionierung wurde bereits hingewiesen.

8 Zusammenfassung und abschließende Beurteilung der verschiedenen Unterfüllungsmaterialien

8.1 Reine Kavitätenlacke

Auch bei sehr flachen Kavitäten muß das Dentin versiegelt werden. Hierzu eignen sich reine Kavitätenlacke. Über Polyurethanlacke gibt es noch zu wenig Erfahrungen. Zur Dentinversiegelung tiefer Kavitäten sollten Kavitätenlacke nicht eingesetzt werden. Um die Haftung von Amalgam am Dentin und am Schmelz zu verbessern und die Spalten zu verringern, werden in jüngster Zeit auch Dentinhaftvermittler diskutiert [9, 77, 151, 156, 161]. Die Ergebnisse sind jedoch nicht einheitlich, und im Hinblick auf die „Selbstversiegelung" der Amalgamfüllung durch Korrosion wird von Haftvermittlern derzeit noch abgeraten.

8.2 Wässerige Calciumhydroxid-Suspensionen und Calciumhydroxidpasten

Einige Autoren empfehlen derartige Präparate in möglichst dünner Schicht bei sehr tiefen Kavitäten unter Zementunterfüllungen. Zum einen wird damit die Haftung der Zementunterfüllung in Frage gestellt, zum anderen werden die hydratisierbaren Teile aus diesen Calciumhydroxid-Präparaten durch die Feuchtigkeit der Dentintubuli herausgelöst, so daß Hohlräume entstehen. Deshalb empfehlen wir derartige Präparate nur als temporäre Einlage bei der indirekten Überkappung. Nach Abschluß der indirekten Überkappung müssen diese Substanzen dann restlos entfernt und durch eine definitive Zementunterfüllung ersetzt werden.

8.3 Calciumhydroxid-Liner

Wie alle Calciumhydroxid-Präparate, sind auch die Liner teilweise löslich, so daß sie die gleiche Problematik aufweisen. In tiefen Kavitäten nimmt man mit einem Liner nicht nur den Nachteil der Lacke allgemein, sondern zusätzlich auch den Nachteil löslicher Calciumhydroxid-Präparate in Kauf. Soll Calciumhydroxid für eine indirekte Überkappung temporär angewendet werden, so sind alle anderen Calciumhydroxid-Präparate besser als irgendein Liner. Bei flachen Kavitäten ist die Anwendung von Calciumhydroxid jedoch überflüssig und ein normaler Lack geeigneter. Somit gibt es für Liner überhaupt keine Indikation.

8.4 Calciumhydroxid-Zemente

Diese Zemente sind als Unterfüllungsmaterialien vermutlich deshalb so beliebt, weil sie gewissermaßen tropfbar sehr leicht appliziert werden können. Andererseits soll mit der Unterfüllung gleichzeitig die alkalisierende Wirkung des Calciumhydroxids im Sinne einer indirekten Überkappung ausgenutzt werden. Die zu geringe mechanische Festigkeit bei funktioneller Beanspruchung der Deckfüllung und die zu geringe chemische Beständigkeit verbietet diese Zemente als definitive Unterfüllung. Viele Autoren empfehlen jedoch, bei sehr tiefen Kavitäten direkt über der Pulpa als „subbase" möglichst kleinflächig und dünn einen Calciumhydroxid-Zement zu applizieren und diesen dann mit einem klassischen Unterfüllungszement zu überschichten, eine definitive indirekte Überkappung also. Es sei hier nochmals darauf hingewiesen: Ein Calciumhydroxidpräparat wird teilweise resorbiert, und es entsteht ein Hohlraum bzw. ein Spalt mit den entsprechenden, bereits ausführlich diskutierten Nachteilen. Ist die Kavität stellenweise sehr tief und die Pulpa gefährdet, so sollte man diese Schichttechnik nur als temporäre indirekte Überkappung einsetzen und später das Calciumhydroxid-Präparat vollständig entfernen. Die Revision einer indirekten Überkappung ist auch erforderlich, damit der Erfolg der Maßnahme überprüft werden kann.

8.5 Calciumhydroxid-Zemente auf Kunststoffbasis

Diese Zemente sind trotz Kunststoffzusatz in ihrer mechanischen Festigkeit nicht ausreichend, zudem fehlt ihnen die spezifische Calciumhydroxidwirkung [98, 163]. Die Bezeichnung eines Herstellers „lichthärtendes Calciumhydroxid" ist somit irreführend.

Als Kompromiß können Calciumhydroxid-Zemente als Unterfüllung bei Frontzahn-Kompositfüllungen eingesetzt werden, wenn die Farbe eines Zementes stört. Die Druckfestigkeit einer Unterfüllung spielt bei Frontzahnkavitäten eine geringere Rolle; die chemische Beständigkeit (Löslichkeit) ist jedoch gleich aktuell. Für diese Indikation ist deshalb derzeit ein Glasionomer-Zement geeigneter.

8.6 Zinkoxid-Eugenol-Zemente

Die Löslichkeit und die geringe Druckfestigkeit sind die entscheidenden Gründe, warum reine ZOE-Zemente als definitive Unterfüllung nicht in Frage kommen. Sie können nur temporär bei der indirekten Überkappung und zur sogenannten „Reaktionsdiagnose" (abwarten, ob Beschwerden abklingen) eingesetzt werden.

8.7 Verstärkte ZOE-Zemente

Über die Eignung von verstärkten ZOE-Zementen als definitives Unterfüllungsmaterial gibt es keine ausreichenden Untersuchungen und keine klinischen Erfahrungen, so daß wir diese Materialien vorerst ablehnen müssen.

8.8 Äthoxibenzoesäure-ZOE-Zemente

Diese Zemente sind relativ elastisch und sogar plastisch verformbar, zeigen eine geringere Retention als Zinkoxiphosphat-Zement und sind im feuchten Milieu auch gering löslich, so daß diese Zemente als Unterfüllungsmaterial nicht geeignet sind.

8.9 Carboxylat-Zemente

Den biologischen Vorteilen der Carboxylat-Zemente (bessere Pulpaverträglichkeit und geringere Bakteriendurchlässigkeit) stehen erhebliche physikalische Nachteile (geringere Druckfestigkeit, geringerer E-Modul), große Abbindeschrumpfung sowie höhere Löslichkeit entgegen, so daß diese Zemente derzeit als definitive Unterfüllungsmaterialien den klassischen Zinkoxiphosphat-Zement ebenfalls nicht ersetzen können.

8.10 Glasionomer-Zemente (Typ III)

Viele Zahnärzte verwenden heute Glasionomer-Zement auch als Unterfüllung unter Amalgamfüllungen. Gibt es tatsächlich Gründe hierfür? Die zahnähnliche Farbe ist nur ein Argument für eine Unterfüllung im Frontzahnbereich. Die bessere Dentinhaftung, falls sie klinisch überhaupt relevant ist, könnte als Vorteil gelten. Obwohl zahlreiche Untersuchungen bislang keine Hinweise auf schwerere Pulpaschäden erbrachten, warnen einige Autoren doch vor einer Reizwirkung in tiefen pulpanahen Kavitäten und fordern deshalb eine gezielte Abdeckung der gefährdeten Zone mit einem Calciumhydroxid-Präparat [53, 126, 147, 170, 179]. Damit werden auch noch die Nachteile der Calciumhydroxid-Präparate bewußt in Kauf genommen. Die mechanische Festigkeit der meisten Unterfüllungs-Glasionomer-Zemente (Typ III), vor allem der E-Modul, ist zu gering, die Haftung am vitalen Dentin ist fraglich und die Verarbeitung als Unterfüllungsmaterial derzeit noch so problematisch, daß die auf dem Markt befindlichen Präparate zu Zinkoxiphosphat-Zement im Seitenzahnbereich keine Alternative darstellen. Außerdem sollte nur Kapselmaterial verwendet werden, was als Kostenfaktor auch noch zu bedenken ist.

8.11 Cermet-Glasionomer-Zemente

Diese Zemente werden als Aufbaumaterialien unter gegossenen Restaurationen empfohlen. Der E-Modul und die Haftung am Dentin ist jedoch geringer als bei einem reinen Glasionomer-Zement. Nach den bisherigen Erfahrungen sind deshalb auch diese Zemente noch keine Alternative zu Zinkoxiphosphat-Zement.

8.12 Zinkoxiphosphat-Zement

Vor allem hinsichtlich der mechanischen Festigkeit ist der Zinkoxiphosphat-Zement derzeit noch allen anderen Unterfüllungsmaterialien überlegen. Calciumhydroxid-Zemente, Zinkoxid-Eugenol-Zemente, Äthoxibenzoesäure-Zemente und Carboxylat-Zemente wurden entwickelt und empfohlen, weil der Zinkoxiphosphat-Zement zunehmend als pulpaschädlich bezeichnet wurde, obwohl er sich über Jahrzehnte speziell für Unterfüllungen und zum Zementieren gegossener Restaurationen hervorragend bewährt hatte. Es ist paradox, daß ausgerechnet die Forschung im Bereich der adhäsiven Füllungstechnik, die angetreten ist, die klassischen Füllungstechnologien abzulösen, den Beweis erbrachte, daß Phosphorsäure die Pulpa über das Dentin offensichtlich nicht schädigen kann. Es gibt also derzeit keinen Grund, die unkomplizierte, relativ billige und altbewährte Unterfüllung mit Zinkoxiphosphat-Zement durch andere, meist kompliziertere, teurere und in vieler Hinsicht schlechtere Materialien zu ersetzen.

8.12.1 Zinkoxiphosphat-Zement als Unterfüllung

Für Amalgamfüllungen und Gußfüllungen aus weicheren Goldlegierungen (Inlays) ist die Druckfestigkeit des Zementes nicht optimal. Deshalb sollte der Kavitätenboden so gestaltet werden, daß die Deckfüllung teilweise im Dentin abgestützt wird (Abb. 1).

Die Kavität darf nicht unnötig vertieft werden, nur um den gesamten Kavitätenboden mit Zement bedecken zu können. Die tiefen Bereiche der Kavität werden mit Zement ausgeblockt und die flacheren Bereiche mit einem einfachen Kavitätenlack versiegelt, wobei gleichzeitig die Zementunterfüllung lackiert und somit zusätzlich abgedichtet wird (Abb. 2a–e).

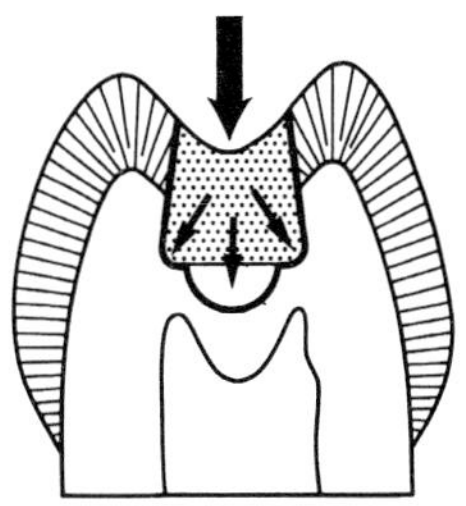

Abb. 1 Zinkoxiphosphat-Zement-Unterfüllung mit Abstützung der Deckfüllung im Dentin

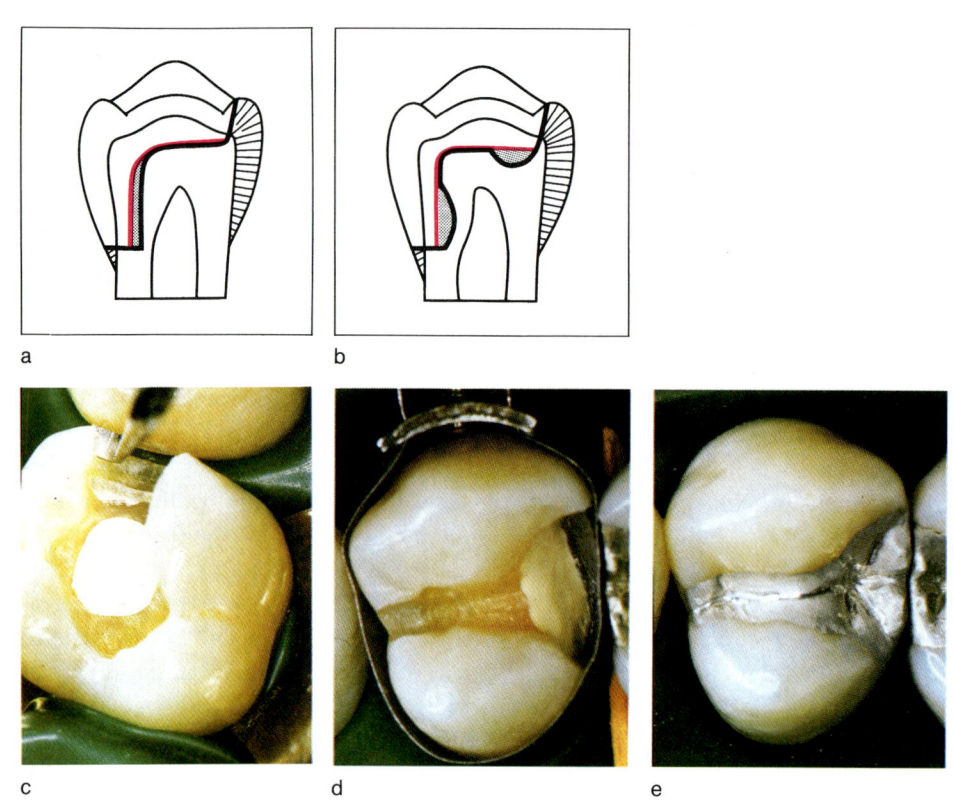

Abb. 2a–e Tiefe Bereiche der Kavität werden mit Zinkoxiphosphat-Zement ausgeblockt und die flachen Bereiche des Kavitätenbodens mit einem Kavitätenlack versiegelt

8.12.2 Zinkoxiphosphat-Zement als Aufbau unter gegossene Restauration

In der Gußfüllungstechnik werden tief zerstörte Zähne nach entsprechender Vorbehandlung mit möglichst fest angemischtem Zinkoxiphosphat-Zement zunächst vollständig aufgefüllt. Bei der Präparation ist dann allerdings darauf zu achten, daß der Präparationsrand überall mindestens 1–2 mm über den Zementaufbau in die Zahnhartsubstanz verlegt wird, vor allem approximal-zervikal. Auf diese Weise ist eine weitgehend ideale Präparation möglich, und die Größe und Masse der Restauration kann auf das funktionell und mechanisch notwendige Maß reduziert werden (Abb. 3a u. b). Ein Ausblocken des Defektes am Stumpfmodell ist in vieler Hinsicht problematisch; vor allem besteht die Gefahr, daß beim Zementieren durch Lufteinschlüsse Hohlräume entstehen.

Bei Verlust eines oder mehrerer Höcker ist Zinkoxiphosphat-Zement als Aufbaumaterial nicht geeignet, denn die Druckfestigkeit und die Dentinhaftung sowie die Retention an parapulpären Stiftchen sind nicht ausreichend.

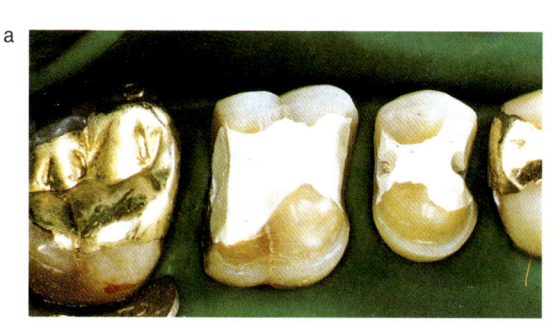

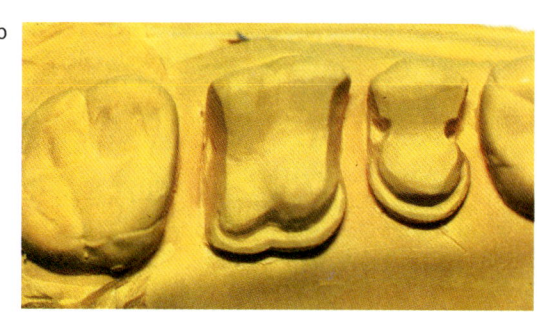

Abb. 3a und b Für Gußfüllungen an tief zerstörten Zähnen wird der Defekt vor der Präparation möglichst hoch mit Zinkoxiphosphat-Zement aufgebaut

Ein Aufbau aus einem Glasionomer-Zement (Typ II) hat sich ebenfalls nicht bewährt: Die Druckfestigkeit dieser Zemente ist zwar höher, doch der E-Modul (Brüchigkeit) ist noch geringer, und die Dentinhaftung ist fraglich.

Cermet-Glasionomer-Zemente wurden speziell als Aufbaumaterial entwickelt: Die Druckfestigkeit wäre ausreichend, doch der E-Modul und die Dentinhaftung sind noch geringer als bei einfachen Glasionomer-Zementen. Klinische Erfahrungen zeigen auch, daß derartige Aufbauten sich lösen können. Nicht selten mußten wir auch pulpitische Beschwerden feststellen, die nach Entfernen des Cermet-Zement-Aufbaues wieder verschwanden (Pumpeffekt?).

Aufbauten aus Komposites mit parapulpären Stiftchen sind ebenfalls problematisch. Aufgrund der Polymerisationsschrumpfung ist die Dentinhaftung gering, und es entstehen wassergefüllte Spalten [61]. Auch die Retention an den Stiftchen ist gering [63]; außerdem wurden im Bereich der Stiftchen schwere Spaltkorrosionen beobachtet [181].

Aufbauten aus gamma-2-freiem Amalgam, mit Titanstiftchen verankert, werden noch heute von vielen empfohlen. Im Bereich der Stiftchen soll keine Korrosion auftreten [181], und die Adaptation des Amalgams an den Stiftchen soll exzellent sein [31]. Die Spaltbildung am Dentin ist aufgrund der Selbstversiegelung sehr gering, jedenfalls weit geringer als bei Komposit-Aufbauten [61]. Viele lehnen jedoch Amalgam-Aufbauten unter gegossenen Restaurationen wegen Korrosionsgefahr und galvanischen Strömen ab. Diese Befürchtungen können wir jedoch nicht bestätigen.

Bei Verlust eines oder mehrerer Höcker ist ein gegossener Aufbau aus einer Goldlegierung mit parapulpären Stiftchen ohne Zweifel die beste Lösung.

Literatur

[1] *Aboush, Y. E. Y., Jenkins, C. B. G.:* An evaluation of the bonding of glass-ionomer restoratives to dentine and enamel. Br Dent J 161, 179 (1986)
[2] *Adriaens, P. A., de Boever, J.:* Struktur des Dentins im Rasterelektronenmikroskop: Konsequenzen für die Klinik. Stomatol DDR 31, 753 (1981)
[3] *Advokaat, J. G. A., Akerboom, H. B. M., Borgmeier, P. J., van Reenen, G. J.:* The influence of the use of copalite on the marginal breakdown of amalgam restorations. J Dent Res 60, Abstr No. 56 (1981)
[4] *Aida, S., Matsui, K., Hirai, Y., Ishikawa, T.:* A clinicopathological study of pulpal reaction to acid etching with phosphoric acid solution at various concentrations. Bull Tokyo Dent Coll 21, 163 (1980)
[5] *Akester, J.:* Disappearing dycal. Br Dent J 146, 369 (1979)
[6] *Andrews, J. T., Hembree, J. H.:* In vivo evaluation of marginal leakage of corrosion-resistant amalgam alloy. J Dent Child 42, 367 (1975)
[7] *Barnes, J. E., Kidd, E. A. M.:* Disappearing dycal. Br Dent J 147, 111 (1979)
[8] *Becker, R. M., Hume, W. R., Wolinsky, L. E.:* Release of eugenol from mixtures of zinc oxide and eugenol in vitro. J Pedodont 8, 71 (1983)
[9] *Ben-Amar, A., Nordenberg, D., Liberman, R., Fischer, J., Gorfill, C.:* The control of marginal microleakage in amalgam restorations using a dentin adhesive: a pilot study. Dent Mater 3, 94 (1987)
[10] *Bergenholtz, G., Lindhe, J.:* Effect of soluble plaque factors on inflammatory reactions in the dental pulp. Scand J Dent Res 83, 153 (1975)
[11] *Bergenholtz, G.:* Effect of bacterial products on inflammatory reactions in the dental pulp. Scand J Dent Res 85, 122 (1977)
[12] *Bergenholtz, G., Cox, C. F., Loesche, W. J., Syed, S. A.:* Bacterial leakage around restorations. Its effect on the dental pulp. J Oral Path 11, 439 (1982)
[13] *Bößmann, K., Hoppe, W., Staehle, H. J.:* Experimentelle Untersuchungen über die antimikrobielle Wirksamkeit verschiedener Unterfüllungsmaterialien. Dtsch Zahnärztl Z 39, 725 (1984)
[14] *Branco, R., Hegdahl, T.:* Physical properties of some zinc phosphate and polycarboxylate cements. Acta Odont Scand 41, 349 (1983)
[15] *Brauer, G. M.:* Zinkoxid-Eugenol als zahnärztlicher Werkstoff. Dtsch Zahnärztl Z 31, (Teil 1) 824, (Teil 2) 890 (1976)
[16] *Brauner, A., Krüger, W., Kaden, P., Lampert, F., Mittermayer, Ch.:* Der Einfluß von Dentin-Adhäsiven auf Zellkulturen humaner Gingivafibroblasten. Dtsch Zahnärztl Z 43, 396 (1988)
[17] *Brännström, M., Nyborg, H.:* Dentinal and pulpal response. IV. Pulp reaction to zinc phosphate cement. A morphologic study on dog and man. Odont Revy 11, 37 (1960)
[18] *Brännström, M.:* Reaction of the pulp to amalgam fillings. Odont Revy 14, 244 (1963)
[19] *Brännström, M., Nyborg, H.:* Cavity treatment with a microbidical fluoride solution: Growth of bacteria and effect on the pulp. J Prosth Dent 30, 303 (1973)

[20] *Brännström, M., Nyborg, H.:* Bacterial growth and pulpal changes under inlays cemented with zinc phosphate cement and Epoxylite CBA 9080. J Prosth Dent 31, 556 (1974)

[21] *Brännström, M., Isacsson, M., Johanson, G.:* The effects of calcium hydroxide and fluorides on human dentin. Acta Odont Scand 34, 56 (1976)

[22] *Brännström, M., Nyborg, H.:* Pulpal reaction to polycarboxylate and zinc phosphate cements used with inlays in deep preparations. J Am Dent Ass 94, 308 (1977)

[23] *Brännström, M., Nordenvall, K.-J.:* Bacterial penetration, pulpal reaction and the inner surface of concise enamel bond. Composite fillings in etched and unetched cavities. J Dent Res 57, 3 (1978)

[24] *Brännström, M., Johnson, G., Nordenvall, K.:* Transmission and control of dentinal pain: Resin impregnation for the desensitization of dentin. J Am Dent Ass 99, 612 (1979)

[25] *Brännström, M., Nordenvall, K.-J., Glantz, P. O.:* The effect of EDTA-containing surfaceactive solutions on the morphology of prepared dentin: an in vivo study. J Dent Res 59, 1127 (1980)

[26] *Brännström, M.:* Dentin and pulp in restorative dentistry. Wolfe Medical Pub. Ltd., London 1982

[27] *Brännström, M.:* Communication between the oral cavity and the dental pulp associated with restorative treatment. Oper Dent 9, 57 (1984)

[28] *Brännström, M., Mattsson, B., Torstenson, B.:* Unterfüllung bei Kompositrestaurationen: Eine kritische Beurteilung. Quintess 39, 219 (1988)

[29] *Browne, R. M., Tobias, R. S., Crombie, I. K., Plant, C. J.:* Bacterial microleakage and pulpal inflammation in experimental cavities. Int Endod J 16, 147 (1983)

[30] *Causton, B. E.:* The physico-mechanical consequences of exposing glass-ionomercements to water during setting. Biomaterials 2, 112 (1981)

[31] *Chan, K. C., Fuller, J. L., Khowassah, M. A.:* The adaption of new amalgam and composite resins to pins. J Prosth Dent 38, 392 (1977)

[32] *Cooper, I. R.:* The response of the human dental pulp to glass ionomer cements. Int Endod J 13, 76 (1980)

[33] *Cox, C. F., Keall, C. L., Keall, H. J., Ostro, E., Bergenholtz, G.:* Biocompatibility of surface-sealed dental materials against exposed pulps. J Prosth Dent 57, 1 (1987)

[34] *Craig, R. G., Peyton, F. A.:* Thermal conductivity of tooth structure, dental cements, and amalgam. J Dent Res 40, 411 (1961)

[35] *Craig, R. G., Peyton, F. A.:* Restorative dental materials, 5th ed. C. V. Mosby, St. Louis 1975

[36] *Dachi, S. F., Stigers, R. W.:* Reduction of pulpal inflammation and thermal sensitivity in amalgam-restored teeth treated with copal varnish. J Am Dent Ass 74, 1281 (1967)

[37] *Dahl, B. L., Tronstad, L.:* Biological test of an experimental glass ionomer (Silicopolyacrylate) cement. J Oral Rehab 3, 19 (1976)

[38] *Dahl, B. L.:* Antibacterial effect of two luting cements on prepared dentin in vitro and in vivo. Acta Odont Scand 36, 363 (1978)

[39] *Demmel, H. J.:* Untersuchung von Unterfüllungswerkstoffen. Dtsch Zahnärztl Z 26, 235 (1971)

[40] *Demmel, H.-J.:* Untersuchungen zum Dimensionsverhalten von Polyacrylatzementen. Dtsch Zahnärztl Z 28, 390 (1973)

[41] *Driscoll, C. F., Woolsey, G. D., Redd, T. G.:* Solubility of zinc oxide-eugenol and calcium hydroxide cements in simulated dentinal fluid. J Oral Rehab 16, 451 (1989)

[42] *Durner, H.:* Carboxylat-Zemente mit verbesserten physikalischen Eigenschaften. Zahnärztl Praxisführung, H. 4 (1975)

[43] *Eames, W. B., Hendrix, K., Mohler, H. G.:* Pulpal response in rhesus monkeys to cementation agents and cleaners. J Am Dent Ass 98, 40 (1979)

[44] *Eick, J. D., Wilke, R. A., Anderson, C. H., Sorensen, S. E.:* Scanning electron microscopy of cut tooth surfaces and identification of debris by use of the electron microprobe. J Dent Res 49, 1359 (1970)
[45] *Farah, I. W., Hood, J. A. A., Craig, R. G.:* Effect of cement bases on the stresses in amalgam restorations. J Dent Res 54, 10 (1975)
[46] *Farah, J. W., Clark, A. E., Mohsein, M., Thomas, P. A.:* Effect of cement base thickness on MOD amalgam restorations. J Dent Res 62, 109 (1983)
[47] *Forsten, L.:* Sealing effect of cavity varnishes. Proc Finn Dent Soc 73, 152 (1977)
[48] *Frank, R. M., Vogel, J. C.:* Ultrastructure of the human odontoblast process and its mineralization during dental caries. Caries Res 14, 367 (1980)
[49] *Fujitani, M., Inokoshi, S., Hosoda, H.:* Effect of acit etching on dental pulp in adhesive composite restoration. J Dent Res 65, 764, Abstr. No. 348 (1984)
[50] *Fusayama, T.:* Factors and prevention of pulp irritation by adhesive composite resin restorations. Quintess Inter 18, 633 (1987)
[51] *Garberoglio, R., Brännström, M.:* Scaning electron microscopic investigation of human dentinal tubules. Arch Oral Biol 21, 355 (1976)
[52] *Gängler, P.:* Das Verhalten der Blutzirkulation der Pulpa auf thermische Reize. Zahn-, Mund- und Kieferheilk 64, 480 (1976)
[53] *Gängler, P., Beer, R., Kreton, F.:* Bio-evaluation of glass-ionomers in different usage tests. J Dent Res 67, Spec Iss, 302, Abstr. No. 1515 (1988)
[54] *Going, R. E., Massler, M.:* Influence of cavity liners under amalgam restorations on penetration by radioactive isotopes. J Prosth Dent 11, 298 (1961)
[55] *Going, R. E.:* Status report on cement bases, cavity liners, varnishes, primers, and cleansers. J am Dent Ass 85, 654 (1972)
[56] *Grajower, R., Bielak, Sh., Eidelman, E.:* Observation on a calcium hydroxide lining in retrieved deciduous teeth, with proximal amalgam fillings. J Oral Rehab 11, 561 (1984)
[57] *Greenhill, J. D., Pashley, D. H.:* The effects of the desensiting agents on the hydraulic conductance of human dentin in vitro. J Dent Res 60, 686 (1981)
[58] *Hashida, K., Okada, T., Ito, A., Asai, Y.:* Clinicopathological studies on the effects of cyanoacrylates as liners for human vital teeth. Bull Tokyo Dent Coll 22, 7 (1981)
[59] *Heinrich, R., Kneist, S.:* Zur Morphologie des Kavitätenbodens. Zahn-, Mund- und Kieferheilk 74, 807 (1986)
[60] *Hoppe, W., Staehle, H. J.:* Klinische und experimentelle Untersuchungen über die chemische Beständigkeit von Unterfüllungsmaterialien. Dtsch Zahnärztl Z 39, 123 (1984)
[61] *Hormati, A. A., Denehy, G. E.:* Microleakage of pin-retained amalgam and composite resin bases. J Prosth Dent 44, 526 (1980)
[62] *Hormati, A. A., Denehy, G. E.:* Retention of cast crowns cemented to amalgam and composite resin cores. J Prosth Dent 45, 525 (1981)
[63] *Hormati, A. A., Fuller, I. L.:* The fracture strength of amalgam overlaying base material. J Prosth Dent 43, 52 (1980)
[64] *Hume, W.:* Hydrogen ion diffuses poorly through dentine. J Dent Res 65 (special issue) 726, Abstr No. 9 (1986)
[65] *Hume, W. R., Mount, G. J.:* In vitro studies on the potential pulpal cytotoxy of glass-ionomer cements. J Dent Res 67, 915 (1988)
[66] *Hwas, M., Sandrik, J. L.:* Acid and water solubility and strength of calcium hydroxide bases. J Am Dent Ass 108, 46 (1984)
[67] *Inokoshi, S., Iwaku, M., Fusayama, T.:* Pulpal response to a new adhesive restorative resin. J Dent Res 61, 1014 (1982)
[68] *Iwaku, M., Nakamichi, J., Horie, K. et al.:* Tags penetrating dentin of a new adhesive resin. Bull Tokyo Med Dent Univ 28, 45 (1981)

[69] *Janda, R.:* Die Konditionierung der Zahnhartsubstanzen mit Säuren und Komplexbildnern. Teil II: Das Dentin. Phillip J 5, 265 (1988)
[70] *Jendresen, M. D., Phillips, R. W.:* A comparative study of four zinc oxide and eugenol formulations as restorative material, Part II. J Prosth Dent 21, 300 (1969)
[71] *Jendresen, M. D., Trowbridge, H. O.:* Biological and physical properties of a zinc polycarboxylate cement. J Prosth Dent 28, 264 (1972)
[72] *Jennings, R. E., Ranley, D. M.:* Autoradiographic studies of ^{32}p penetration into enamel and dentin during acid etching. J Dent Child 39, 69 (1972)
[73] *Jodaikin, A.:* Experimental microleakage around ageing dental amalgam restorations: a review. J Oral Rehab 8, 517 (1981)
[74] *Johnsson, G., Brännström, M.:* Reinigung und Isolierung präparierter Flächen. Quintess 4, 123 (1976)
[75] *Kakehashi, S., Stanley, H. R., Fitzgerald, R. J.:* The effects of surgical exposures of dental pulp in germ free and conventional laboratory rats. Oral Surg 20, 340 (1965)
[76] *Kakehashi, S., Stanley, H. R., Fitzgerald, R. J.:* The exposed germ free pulp: effects of topical corticosteroid medication and restoration. Oral Surg 27, 60 (1969)
[77] *Kelsey, W. P., Panneton, M. J.:* A comparison of amalgam microleakage between a copal varnish and two resin compatible cavity varnishes. Quintess Int 19, 895 (1988)
[78] *Ketterl, W., Pothmann, C.:* Vergleichende Untersuchungen mit Kavitätenlacken. Zahnärztl Welt 17, 840 (1973)
[79] *Klötzer, W. T., Tronstad, L., Dowdan, W. E., Langeland, K.:* Polycarboxylatzemente im physikalischen und biologischen Test. Dtsch Zahnärztl Z 25, 877 (1970)
[80] *Klötzer, W. T.:* Biologische Prüfung von Füllungswerkstoffen und Befestigungszementen. Der freie Zahnarzt 18, 321 (1974)
[81] *Klötzer, W. T.:* Pulp reactions to a glassionomer cement. J Dent Res 54, 678 (1975)
[82] *Klötzer, W. T., Langeland, K.:* Vitalerhaltung der Pulpa bei Überkronungen. Zahnärztl Mitt 76, 2272 (1986)
[83] *Komrska, J.:* Die Porosität von Zementen. Dtsch Zahnärztl Z 25, 716 (1970)
[84] *Kullmann, W.:* Glasionomer-Zemente – Physikalisch-technische Eigenschaften in Abhängigkeit von der Verarbeitung. Dtsch Zahnärztl Z 41, 751 (1986)
[85] *Kullmann, W.:* Werkstoffkundliche Eigenschaften von Glasionomer-Zementen im Vergleich zu konventionellen Materialien. I. Untersuchungen zur Festigkeit. Dtsch Zahnärztl Z 41, 302 (1986)
[86] *Kullmann, W.:* Zemente, Adhäsive und Komposit-Kunststoffe. In: Voß, R., Meiners, H. (Hrsg.): Fortschritte der zahnärztlichen Prothetik und Werkstoffkunde. Bd. 4. Hanser, München – Wien 1989
[87] *Kurosaki, N., Kubota, M., Yamamoto, Y., Fusayama, T.:* The effect of etching on the dentin of the clinical cavity floor. Quintess Int 21, 87 (1990)
[88] *Lange, G.:* Untersuchungen an Phosphatzementen hinsichtlich ihres Einflusses auf die Pulpa. Dtsch Stomat 14, 809 (1964)
[89] *Lee, H. L., Orlowski, J. A., Scheidt, G. C., Lee, J. R.:* Effects of acid etchants on dentin. J Dent Res 52, 1228 (1973)
[90] *Leidal, T. I., Eriksen, H. M.:* A scanning electron microscopic study of the effect of various cleansing agents on cavity walls in vitro. Scand J Dent Res 87, 443 (1979)
[91] *Lisanti, V. F., Zander, H. A.:* Thermal conductivity of dentin. J Dent Res 29, 493 (1950)
[92] *Marxkors, R., Meiners, H.:* Taschenbuch der zahnärztlichen Werkstoffkunde. Hanser, München – Wien 1978
[93] *Massler, R., Mansukhani, N.:* Testing liners under cements in vitro. J Prosth Dent 10, 964 (1960)
[94] *Mayer, R.:* Dentinwundverbände und ihre Dichtigkeit. Dtsch Zahnärztl Z 42, 584 (1987)

[95] *Mayer, R., Chrenko, M., Wech, N.:* Dentinwundverbände im bakteriologischen Test. Dtsch Zahnärztl Z 43, 865 (1988)
[96] *Mazer, R. B., Rehfeld, R., Leinfelder, K. F.:* Effectiveness of cavity-varnish in preventing microleakage in amalgam restorations. J Dent Res 66 (Spec. Iss.), 289, Abstr. No. 1457 (1987)
[97] *McComb, D.:* Comparison of physical properties of commercial calcium hydroxide lining cements. J Am Dent Ass 107, 610 (1983)
[98] *McComb, D., Ericson, D.:* Antimicrobial action of new, proprietary lining cements. J Dent Res 66, 1025 (1987)
[99] *McIhnes-Ledoux, P., Cleaton-Jones, P. E., Austin, J. C.:* The pulpal response to dilute citric acid smear removers. J Oral Rehab 12, 215 (1985)
[100] *McKinney, J. E., Antonucci, J. M., Rupp, N. W.:* Wear and microhardness of a silver-sintered glass-ionomer cement. J Dent Res 67, 831 (1988)
[101] *McLean, J. W., Wilson, A. D.:* The clinical development of the glass ionomer cement. II. Some clinical applications. Aust Dent J 22, 120 (1977)
[102] *Michelich, V., Schuster, G. S., Pashley, D. H.:* Bacterial penetration of human dentin, in vitro. J Dent Res 59, 1398 (1980)
[103] *Miller, B. C., Charbeneau, G. T.:* Sensivity of teeth with and without cement bases under amalgam restorations: a clinical study. Oper Dent 9, 130 (1984)
[104] *Mitchem, J. C., Gronas, D. G.:* Clinical evaluation of cement solubility. J Prosth Dent 40, 453 (1978)
[105] *Mitrosky, M. J.:* Cyanoacrylat als Haftvermittler unter Amalgam und Composite. Quintessenz 33, 2359 (1982)
[106] *Monteiro, S., Sigurjos, H., Swartz, M. L., Phillips, R. W., Rhodes, B. F.:* Evaluation of materials and techniques for restoration of erosion areas. J Prosth Dent 55, 434 (1986)
[107] *Mount, G. J., Makinson, O. F.:* Glass ionomer restorative cements: clinical implications of the reaction. Oper Dent 7, 134 (1982)
[108] *Möller, B., Granath, L. E.:* Reaction of the human dental pulp to silver amalgam restorations. The effect of insertion of amalgam of high plasticity in deep cavities. Acta Odont Scand 31, 187 (1978)
[109] *Mörmann, W., Lutz, F., Bolli-Besancon, H.:* Löslichkeitsbeständigkeit und Säureresistenz von Kalziumhydroxid-Unterfüllungsmaterialien. Schweiz Mschr Zahnheilk 95, 14 (1985)
[110] *Mumford, J. M.:* Stimulus evoked pain in teeth. In: Frontiers in Oral Biology, Vol. 2, ed by Kawamura Y., Karger Verlag, Basel 1976
[111] *Neukomm, P.:* Löslichkeit, Druckfestigkeit und Porosität zahnärztlicher Zink-Phosphat-Zemente. Med Diss, Zürich 1953
[112] *Nordenvall, K.-J., Brännström, M., Torstenson, B.:* Pulp reactions and microorganisms under ASPA and Concise composite fillings. J Dent Child 46, 449 (1979)
[113] *Norman, R. C., Swartz, M. L., Phillips, R. W.:* Studies on the solubility of certain dental materials. J Dent Res 36, 977 (1957)
[114] *Norman, R. D., Swartz, M. L., Phillips, R. W.:* Direct pH-determination of setting cements. I. A test method and the effects of storage time and media. J Dent Res 45, 136 (1966)
[115] *Ogawa, K., Yamashita, Y., Ichijo, T., Fusayama, T.:* The ultrastructure and hardness of the transparent layer of human carious dentin. J Dent Res 62, 7 (1983)
[116] *Øilo, G.:* Linear dimensional changes during setting of two polycarboxylate cements. J Oral Rehab 3, 161 (1976)
[117] *Øilo, G., Evje, D. M.:* Film thickness of dental luting cements. Dent Mater 2, 85 (1986)
[118] *Olgart, I., Brännström, M., Johnson, G.:* Invasion of bacteria into dentinal tubules. Acta Odont Scand 32, 61 (1974)

[119] *Osborne, J. W., Swartz, M. L., Goodacre, C. J., Phillips, R. W., Gale, E. M.:* A method for assessing the clinical solubility and disintegration of luting cements. J Prosth Dent 40, 413 (1978)
[120] *Pameijer, C. H., Segal, E., Richardson, J.:* Pulpal response to a glass-ionomer cement in primates. J Prosth Dent 46, 36 (1981)
[121] *Panighi, M., Vannesson, H., Vadot, J., G'sell, C.:* Adhésion „in vitro" d'une résine composite par un adhésif dentinaire. Influence de la microdureté. J Biomater Dent 2, 27 (1986)
[122] *Pashley, D. H., Michelich, V., Kehl, T.:* Dentin permeability: effects of smear layer removal. J Prosth Dent 46, 531 (1981)
[123] *Pashley, D. H.:* Smear layer: physiological considerations. Oper Dent 9, Suppl 3, 13 (1984)
[124] *Pashley, D. H., Depew, D. D.:* Effects of the smear layer, Copalite, and Oxalate on microleakage. Oper Dent 11, 95 (1986)
[125] *Pashley, D. H.:* Consideration of dentine permeability in cytotoxicity testing. Int Endod J 21, 143 (1988)
[126] *Paterson, R. C., Watts, A.:* Toxicity to the pulp of a glass-ionomer cement. Brit Dent J 162, 110 (1987)
[127] *Phillips, R. W., Swartz, M. L., Rhodes, B.:* An evaluation of a carboxylate adhesive cement. J Am Dent Ass 81, 1353 (1970)
[128] *Plant, C. G., Wilson, A. J.:* Early strengths of lining materials. Br Dent J 129, 269 (1970)
[129] *Plant, C. G., Browne, R. M., Knibbs, P. J., Britton, A. S., Sorahan, T.:* Pulpal effects of glassionomer cements. Int Endod J 17, 51 (1984)
[130] *Pluim, L. J., Arends, J., Havinga, P., Jongebloed, W. L.:* Quantitative cement solubility experiments in vivo. J Oral Rehab 11, 171 (1984)
[131] *Powers, J. M., Johnson, Z. G., Craig, R. G.:* Physical and mechanical properties of zinc polyacrylate cements. J Am Dent Ass 88, 380 (1974)
[132] *Powers, J. M., Farah, J. W., Craig, R. G.:* Modulus of elasticity and strength properties of dental cements. J Amer Dent Ass 92, 588 (1976)
[133] *Qvist, J., Qvist, V., Lambjerg-Hansen, H.:* Bacteria in cavities beneath intermediary base materials. Scand J Dent Res 85, 313 (1977)
[134] *Radecke, R.:* Diffusion von Phosphorsäure durch Rinderdentin sowie rasterelektronenmikroskopische Untersuchung des Pulpadentins. Med Diss, Berlin 1986
[135] *Reeder, O. W., Walton, R. E., Livingston, M. J., Pashley, D. H.:* Dentin permeability: determinants of hydraulic conductance. J Dent Res 57, 187 (1978)
[136] *Retief, D. H., Austin, J. C., Fatti, L. P.:* Pulpal response to phosphoric acid. J Oral Path 3, 114 (1974)
[137] *Retief, F. H., Austin, J. C.:* Pulpal response to pyruvic acid. J Oral Path 6, 127 (1977)
[138] *Reuling, N., Siebert, G.:* In-vitro-Messungen der Temperatur am Pulpakammerdach bei marktoten, überkronten und nichtüberkronten Zähnen unter dem Einfluß isolierter thermischer Reize. Schweiz Mschr Zahnmed 97, 311 (1987)
[139] *Richter, W. A., Ueno, H.:* Clinical evaluation of dental cement durability. J Prosth Dent 33, 294 (1975)
[140] *Robbins, J. W.:* The placement of bases beneath amalgam restorations: Review of literature and recommendations for use. J Am Dent Ass 113, 910 (1986)
[141] *Rutsatz, K., Sobkowiak, E.-M., Bienengräber, V., Held, M.:* Feingewebliche Veränderungen des Pulpa-Dentin-Systems nach Präparationstrauma und Applikation von Phosphatzement. Dtsch Zahn Mund Kieferheilk 73, 123 (1985)
[142] *Savignac, J. R., Fairhurst, C. W., Ryge, G.:* Strength, solubility and disintegration of zinc phosphate cement with clinically determined powder/liquid ratio. Angle Orthodont 35, 126 (1965)

[143] *Schaller, H. G., Klaiber, B., Götze, W., Benz, M.:* Toxizitätsbestimmung von Dentin- und Schmelzadhäsiven sowie Kavitätenlacken an der Zellkultur. Dtsch Zahnärztl Z 40, 929 (1985)
[144] *Schaller, H. G., Klaiber, B., Trunk, Th.:* Untersuchungen zur Randschlußqualität von Amalgamfüllungen. Dtsch Zahnärztl Z 43, 854 (1988)
[145] *Scherer, W., Lippman, N., Kaim, J.:* Antimicrobial properties of glass-ionomer cements and other restorative materials. Oper Dent 14, 77 (1989)
[146] *Schmalz, G.:* Biologische Untersuchungen über einen Kavitäten-Liner. Zahnärztl Welt 94, 624 (1985)
[147] *Schmalz, G., Schmalz, Ch., Rotgans, J.:* Die Pulpaverträglichkeit eines Glasionomer- und eines Zinkoxiphosphat-Zementes. Dtsch Zahnärztl Z 41, 806 (1986)
[148] *Schmalz, G.:* Antimikrobielle Eigenschaften eines Zinkoxiphosphat-Zementes und eines Glasionomer-Zementes mit und ohne Silberzusatz. Dtsch Zahnärztl Z 42, 628 (1987)
[149] *Schroeder, H. E.:* Pathobiologie oraler Strukturen. Karger, Basel (1983)
[150] *Schwickerath, H.:* Das Verhalten von Befestigungszementen. Quintessenz 33 (I) 2013, (II) 2249 (1982)
[151] *Shimizu, A., Kawakami, M., Tsuchitani, Y.:* Amalgam restorations using an adhesive resin cement as a cavity liner – basic technique and three clinical cases. J Osaka Univ Dent Sch 27, 147 (1987)
[152] *Simeral, W. G.:* Thermal conductivity of dental materials. J Dent Res 30, 499 (1951)
[153] *Smith, G. A., Wilson, N. H. F., Combe, E. C.:* Microleakage of conventional and ternary amalgam restorations in vitro. Br Dent J 144, 69 (1978)
[154] *Smith, D. C., Ruse, N. D.:* Acidity of glass ionomer cements during setting and its relation to pulp sensivity. J Amer Dent Ass 112, 654 (1986)
[155] *Sounders, W. H., Paffenbarger, G. C.:* Physical properties of dental materials. Zit. bei Craig u. Peyton, 1975
[156] *Spreitzer, J., Stender, E., Geurtsen, W.:* Die approximale Randständigkeit von MOD-Amalgamfüllungen nach intermittierender Druckbelastung. Dtsch Zahnärztl Z 43, 958 (1988)
[157] *Staehle, H. J., Ludwig, K.:* Vergleichende werkstoffkundliche Untersuchungen von Glasionomerzementen unterschiedlicher chemischer Zusammensetzung unter Berücksichtigung klinischer Befunde. Dtsch Zahnärztl Z 40, 23 (1985)
[158] *Staehle, H. J.:* Experimentelle Untersuchungen über das Löslichkeitsverhalten verschiedener Unterfüllungsmaterialien. Dtsch Zahnärztl Z 42, 633 (1987)
[159] *Staehle, H. J., Hoppe, W., Pioch, Th.:* Experimentelle Studien über die Löslichkeit, die OH-Ionen-Abgabe sowie die mechanische Belastbarkeit von Unterfüllungsmaterialien auf der Basis von Kunstharzen und Kalziumhydroxid. Dtsch Zahnärztl Z 42, 572 (1987)
[160] *Staehle, H. J.:* Experimentelle Studie zur Diffusion von Wasserstoff-, Hydroxyl- und Kalziumionen durch das Dentin menschlicher Zähne. Dtsch Zahnärztl Z 42, 155 (1988)
[161] *Staehle, H. J., Grodde, M., Pioch, Th., Meiners, H.:* Experimentelle Untersuchungen über die Haftfestigkeit zwischen Amalgam und Zahnhartsubstanzen bei Verwendung von Haftvermittlern. Dtsch Zahnärztl Z 43, 952 (1988)
[162] *Staehle, H. J., Hoppe, W.:* Über die Versorgung der Dentinwunde. Zahnärztl Welt 97, 534 (1988)
[163] *Staehle, H. J., Pioch, Th.:* Zur alkalisierenden Wirkung von calciumhydroxidhaltigen Präparaten. Dtsch Zahnärztl Z 43, 308 (1988)
[164] *Staehle, H. J., Ziegler, A.:* Experimentelle Studien zur Beeinflussung der Dentinpermeabilität durch Säuren, Lacke und Zemente. Dtsch Zahnärztl Z 43, 160 (1988)
[165] *Staehle, H. J., Merker, Th.:* Experimentelle Untersuchungen über den Einfluß von Intermediärsubstanzen auf die Randdichtigkeit von Amalgamfüllungen. Zahnärztl Welt 98, 862 (1989)

[166] *Stanley, H. R., Going, R. E., Chauncey, H. H.:* Human pulp response to acid pretreatment of dentin and to composite restorations. J Amer Dent Ass 91, 817 (1975)
[167] *Swartz, M. L., Phillips, R. W., Chamberlain, N.:* Continued studies on the permeability of cavity liners. J Dent Res 41, 66 (1962)
[168] *Tay, W. M., Braden, M.:* Thermal diffusivity of glass-ionomer cements. J Dent Res 66, 1040 (1987)
[169] *Thornton, J. B., Retief, D. H., Bradley, E. L.:* Fluoride release from and tensile bond strength of Ketac-Fil and Ketac-Silver to enamel and dentin. Dent Mater 2, 241 (1986)
[170] *Tobias, R. S., Browne, R. M., Plant, C. G., Ingram, D. V.:* Pulpal response to a glass ionomer cement. Br Dent J 144, 345 (1978)
[171] *Torstenson, B., Nordenvall, K. J., Brännström, M.:* Pulpal reaction and microorganisms under clearfil composite resin in deep cavities with acid etched dentin. Swed Dent J 6, 167 (1982)
[172] *Tyas, M. J.:* In vitro toxicity tests of zinc phosphate cement. J Oral Rehab 5, 339 (1978)
[173] *Welker, D.:* Ergebnisse werkstoffkundlicher Untersuchungen an Polyacrylatzementen. Dtsch Stomat 21, 433 (1971)
[174] *Welker, D., Ehmer, D.:* Ergebnisse werkstoffkundlicher Untersuchungen an Polyacrylatzementen. Dtsch Stomat 22, 170 (1972)
[175] *Welker, D.:* Aluminium-Siliko-Polycarboxylatzement (ASPA) im vergleichend-werkstoffkundlichen Test II. Untersuchungen an Mischungen nach dem Erhärten; vergleichende Bewertung von ASPA. Dtsch Zahnärztl Z 36, 478 (1981)
[176] *Welker, D., Stranz, J.:* Experimentelle Untersuchungen der physikalischen und biologischen Eigenschaften von Polyacrylatzement. Stomat DDR 34, 682 (1984)
[177] *Willershausen, B., Lemmen, C., Sonnabend, E.:* Versuche mit Glasionomerzementen in der Zellkultur bei längerer Liegezeit. Dtsch Zahnärztl Z 42, 342 (1987)
[178] *Wilson, A. D., Batchelor, R. F.:* Zinc oxide-eugenol cements: II study of erosion and desintegration. J Dent Res 49, 593 (1970)
[179] *Wilson, A. D., McLean, J. W.:* Glass-ionomer-cement. Quintessenz Pub., Co., Inc., Berlin 1988
[180] *Wing, G., Lyell, J. S.:* The marginal seal of amalgam restorations. Aust Dent J, April, 81 (1966)
[181] *Wirz, J., Christ, R.:* Korrosionserscheinungen an Schrauben und Stiften bei Zahnaufbauten – eine in-vitro-Studie. Schweiz Mschr Zahnheilk 92, 408 (1982)
[182] *Zander, H. A., Pejko, J.:* Protection of the pulp under silicate cements with cavity varnishes and cement linings. J Am Dent Ass 34, 811 (1947)
[183] *Zander, H. A.:* Pulp response to restorative materials. J Am Dent Ass 59, 911 (1959)

Anschrift des Verfassers:
Prof. Dr. A. Motsch, Zentrum Zahn-, Mund- und Kieferheilkunde der Universität Göttingen, Abteilung für Zahnerhaltung, Robert-Koch-Str. 40, D-3400 Göttingen.

Indikation, Verarbeitung und Pulpaverträglichkeit von Glasionomerzementen

Von *M. Hannig,* Kiel

1 Einleitung

Glasionomerzemente zur dentalen Füllungstherapie wurden bereits Ende der sechziger Jahre entwickelt und 1971 von *Wilson* und *Kent* erstmals beschrieben. Trotz ihrer bemerkenswerten Materialeigenschaften (Tab. 1), unter denen vor allem das Haftvermögen an der Zahnhartsubstanz sowie die Fluoridabgabe zu nennen sind, fanden Glasionomerzemente nur zögernd Einzug in die zahnärztliche Praxis. Verantwortlich hierfür waren in erster Linie verarbeitungstechnische Probleme (Tab. 2), aber auch Bedenken hinsichtlich der Pulpaverträglichkeit (*Hickel* 1989). Ausgehend von den werkstoffkundlichen Charakteristika werden im folgenden die korrekte Verarbeitungsweise und Indikation moderner Glasionomerzemente erläutert und durch Betrachtungen zur Pulpakompatibilität ergänzt.

Tabelle 1 Werkstofftechnische Vorteile von Glasionomerzementen

- Haftung an der Zahnhartsubstanz
- geringer thermischer Expansionskoeffizient
- geringe thermische Leitfähigkeit
- hohe Druckfestigkeit
- Fluoridfreisetzung
- relative Pulpakompatibilität
- Anätzbarkeit

Tabelle 2 Verarbeitungsprobleme von Glasionomerzementen in der Füllungstherapie

- Feuchtigkeitsempfindlichkeit in der initialen Abbindephase
- hochempfindlich gegenüber Austrocknung
- mangelnde Polierbarkeit
- geringe Kanten- und Biegefestigkeit
- ausgeprägte Opazität

2 Der Abbindemechanismus von Glasionomerzement – Klinische Konsequenzen

Prinzipiell beruht der Härtungsmechanismus aller Glasionomerzemente auf einer für Dentalzemente charakteristischen Säure-Base-Reaktion (*Gasser* 1987). Eine wäßrige Polycarbonsäurelösung reagiert mit einem ionendurchlässigen Calcium-Aluminium-Fluoro-Silikatglas zu einer Hydrogelmatrix, in der die Silikatglaspartikel nach abgeschlossener Zementhärtung über chemische Bindungen fest eingebettet sind. Als Polycarbonsäuren finden Polymere der Alkensäuren, wie z. B. die Polyakrylsäure und deren Copolymere mit Itakon- oder Maleinsäure, Verwendung. Daher lautet die korrekte Bezeichnung der Glasionomerzemente nach dem ISO-Normenentwurf 7489 für Nomenklatur Glas-Polyalkenoat-Zement.

In der ersten Phase der Glasionomerzementabbindung werden durch den Säureangriff auf das Silikatglas Ca^{2+}- und Al^{3+}-Ionen (bzw. Komplexe) herausgelöst. Die im „Zement-Sol" verfügbare Ca^{2+}-Konzentration steigt schneller als die Al^{3+}-Konzentration an und führt innerhalb von 5 (bis 10) Minuten nach dem Anmischen zu einer Gelation des Zementes durch Vernetzung der Polyakrylsäuremoleküle über Calciumbrücken (*Gasser* 1987). Dieses Ca-Polycarboxylatgel ist extrem empfindlich gegenüber Wasserzutritt und wird erst im Laufe von Stunden durch zusätzliche Einlagerung von Al^{3+}-Ionen in ein stabiles, wasserunlösliches Ca-Al-Polycarboxylatgel überführt. Die anschließenden Maturations- und Hydrationsprozesse des Zementes können eine Zeitdauer bis zu mehreren Monaten in Anspruch nehmen (*Wilson* und *McLean* 1988). Essentieller Bestandteil einer Glasionomerzementfüllung ist Wasser. Während der Abbindephase dient Wasser als Reaktionsmedium, nach dem Erhärten stabilisiert es das Zementgefüge durch Hydratation der Matrix.

Entsprechend der Zusammensetzung von Pulver- und Flüssigkeitskomponenten können Glasionomerzemente in konventionelle, wasserhärtende und lichthärtende Systeme eingeteilt werden (Abb. 1).

Glasionomerzement	Flüssigkeit	Pulver
• konventionell →	Polyakrylsäure	Silikatglas
• wasserhärtend →	Wasser (Weinsäure)	Silikatglas Polyakrylsäure (vakuumgetrocknet)
• lichthärtend →	Polyakrylsäure Hydroxyethyl-Methakrylat	Silikatglas

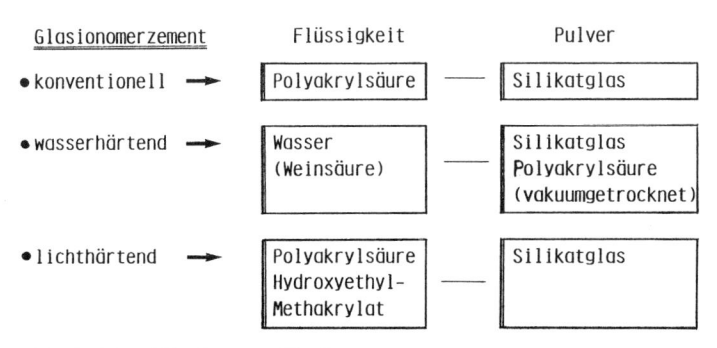

Abb. 1 Klassifikation von Glasionomerzementen

Die meisten der heute gebräuchlichen Präparate fallen in die Kategorie der wasserhärtenden Zemente. Sie enthalten die „Ionomerkomponente" gefriergetrocknet im Pulver und werden mit destilliertem Wasser angemischt.

Lichthärtende Glasionomerzemente sind auf dem deutschen Dentalmarkt bislang nicht erhältlich. Diese Materialien unterliegen einem dualen Härtungsmechanismus. Die Reaktion zwischen Polyakrylsäure und Glas wird von der lichtaktivierten Polymerisation der zugesetzten wasserlöslichen Monomere (z. B. HEMA: Hydroxyethyl-Methakrylat) überlagert (*Smith* 1990). Als Endprodukt entsteht ein Netzwerk aus Polyakrylatgel und Polymerketten. Lichthärtende Glasionomerzemente sollen im Vergleich zu den anderen Zementvarianten überlegene physikalische Eigenschaften besitzen.

Für den klinischen Umgang mit Glasionomerzementen haben der komplexe Abbindemechanismus und das Wassergleichgewicht im Zement weitreichende Konsequenzen. Einerseits schädigt eine frühzeitige Feuchtigkeitskontamination das abbindende Zementgefüge bis zu einer Tiefe von 0,5 mm irreversibel (*Gasser* 1987) (Abb. 2) und hat eine rapide Verschlechterung der physikalischen Eigenschaften zur Folge (Tab. 3). Wird die Füllung andererseits nicht ausreichend vor Desikkation geschützt, nimmt die Glasionomerzementoberfläche ein matt-opakes Aussehen an, ist von Trockenrissen überzogen (Abb. 3) und unterliegt einer erhöhten Abbindekontraktion.

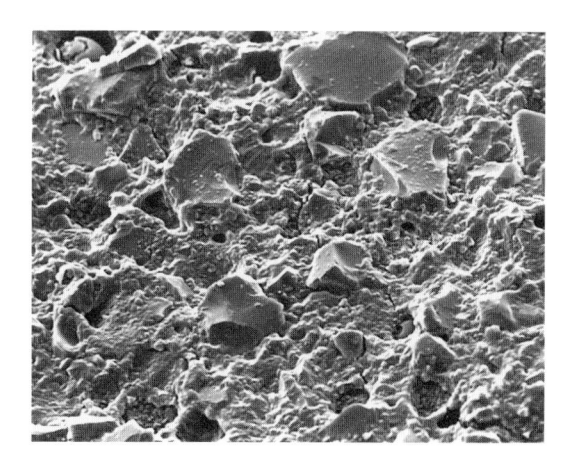

Abb. 2 Speichelkontamination eines Glasionomerzementes (Ketac Fil) 10 Minuten nach dem Anmischen. Das Polycarboxylatgel ist herausgelöst, deutlich sind die Silikatglaspartikel zu erkennen (Vergr.: 320mal)

Tabelle 3 Folgen einer initialen Feuchtigkeitskontamination von Glasionomerzementen

- verzögerte Abbindung
- reduzierte Druckfestigkeit und Härte
- Verlust an Transluzens
- poröse, rauhe Oberfläche
- beschleunigte Erosion der Füllung

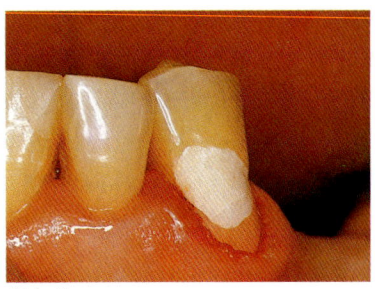

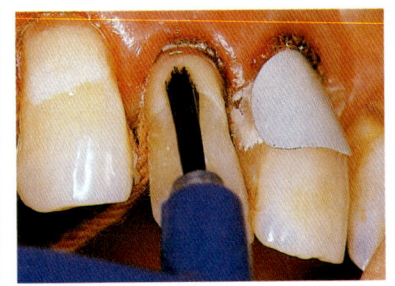

Abb. 3

Abb. 4

Abb. 3 Dehydrierte Glasionomerzementoberfläche mit Craquelésprüngen

Abb. 4 Abdecken der Glasionomerzementoberflächen mit einem lichthärtenden Bonding Agent direkt nach Entfernen der bleitoten Metallmatrizen

Vor der Applikation des Glasionomerzementes ist ein exzessives Dehydrieren der Kavität zu vermeiden, um dem Zement-Sol durch Feuchtigkeitssog des Dentins kein Wasser zu entziehen. Nach der Insertion sollte der Zement, wann immer möglich, durch eine Matrize sowohl vor Feuchtigkeitszutritt wie auch Austrocknung geschützt werden. Sofort nach dem Entfernen der Matrize wird die Zahnoberfläche mit einem niedrigviskösen, lichthärtenden Bondingmaterial bestrichen (Abb. 4).

Dieses dient als primärer Feuchtigkeitsschutz sowie als Gleitmittel beim Entfernen grober Zementüberstände (siehe auch Abschnitt 6) (*Wilson* und *McLean* 1988). Anschließend wird das Bondingmaterial erneut aufgetragen und lichtpolymerisiert, um die Füllungsoberfläche zum einen vor Speichelkontamination zu schützen und zum anderen das Wassergleichgewicht im Zement bis zur vollständigen Aushärtung nach 24 Stunden zu wahren. Falls keine Matrize verwendet werden kann, muß der Glasionomerzement im Überschuß appliziert und frühestmöglich bei beginnender Gelation (nach ca. 3–5 Minuten) mit dem Bondingmaterial abgedeckt werden. Die von den Herstellern mitgelieferten Varnish-Produkte sind als Feuchtigkeitsbarriere weniger effektiv als ein lichthärtendes Bond, weil sie nach Verdunsten des leichtflüchtigen Lösungsmittels nicht immer als dichte homogene Schicht auf der Oberfläche präzipitieren (*Earl* et al. 1985).

3 Adhäsion an der Zahnhartsubstanz

Im Gegensatz zur bekannten Verankerung eines plastischen Füllungswerkstoffes über makroretentive Unterschnitte oder Mikroretentionen (Schmelzätztechnik) haften Glasionomerzemente durch chemische Adhäsionskräfte in der Kavität. Diese Adhäsion beruht auf dynamischen polaren (ionischen) und kovalenten Bindungen zwischen den Carboxylgruppen der Polyakrylsäure und den anorganischen Bestandteilen (Apatit) von Schmelz bzw. Dentin. Eine Bindung an die kollagenen Anteile des Dentins ist umstritten (*Wilson* und *McLean* 1988). Die Haftung von Glasionomerzement am Schmelz ist etwa doppelt so groß wie die Haftung am Dentin (siehe Tab. 4), jedoch drei- bis sechsmal geringer als der Verbund zwischen Schmelz und Komposit, verarbeitet in Säureätztechnik (*Hickel* 1989).

Eine wirksame chemische Adhäsion kommt nur zustande, wenn die Distanz zwischen Substrat (Schmelz bzw. Dentin) und Adhäsiv (Glasionomerzement) weniger als 0,7 nm beträgt (*Driessens* 1977). Voraussetzungen hierfür sind zum einen gut benetzbare, glatte und saubere Oberflächen sowie zum anderen eine ausreichend niedrige Viskosität des Zementes.

Auf glatten Dentinflächen haften Glasionomerzemente daher signifikant besser als auf rauhen Oberflächen (Tab. 4). Infolge der besseren Benetzbarkeit resultieren an glatten Grenzflächen weniger Lufteinschlüsse, so daß eine größere chemische Adhäsion möglich ist. Deshalb ist auch beim Legen einer Glasionomerzementfüllung das sorgfältige Finieren der Kavitätenwände eine Conditio sine qua non.

Tabelle 4 Haftung von Glasionomerzement an Schmelz und Dentin (In-vitro-Messungen)

Untersucher	Glasionomer-präparat	Schmelz Scher-	Zugfestigkeit (MPa)	Dentin Vorbehandlung	Scher-	Zugfestigkeit (MPa)
Powis et al. (1982)	ASPA		3,18	–		3,13
				Polyakrylsäure		6,79
Beech et al. (1985)	Fuji Ionomer		4,5	–		2,2
				Polyakrylsäure		2,7
Aboush, Jenkins (1986)	verschiedene		4,2–9,6	Schleifpapier (600er Korn)		2,6–5,6
	Chemfil			Schleifpapier (180er Korn)		2,3
				Bimsmehl		4,6
				Schleifpapier (600er Korn)		5,4
				Prophy-Jet		7,2
Kullmann (1986)	verschiedene	bis 5,6		Schleifpapier (600er Korn)	bis 4,1	
Tjan, Morgan (1988)	Ketac Silver	5,49			5,26	
	Ketac Cem	4,77			4,11	

Nach dem Präparieren und Finieren bedeckt eine mit Calcium- und Phosphationen angereicherte Schmierschicht (*smeared layer*) die Kavitätenwände und reduziert, so wie jede Oberflächenkontamination (z. B. Speichelproteine, Pellikel) die Benetzbarkeit von Dentin und Schmelz. Zur Entfernung der Schmierschicht eignen sich hochmolekulare multifunktionelle Konditionierungsmittel, wie z. B. Polyakrylsäure. Sie haften über Wasserstoffbrückenbindungen an der Zahnhartsubstanz und bewirken einerseits eine Reinigung, andererseits aber vor allem eine erhöhte Benetzbarkeit der betreffenden Oberflächen (*Powis* et al. 1982). Eine Touchierung mit 25%iger Polyakrylsäure für zehn Sekunden entfernt die Schmierschicht ohne Eröffnung der Dentinkanälchen (*Duke* et al. 1985, *Berry* et al. 1987) und steigert die Haftung des Glasionomerzementes am Dentin (Tab. 4).

Keilförmige Defekte weisen glatte, quasi polierte Dentinoberflächen auf und können vielfach ohne zusätzliche Kavitätenpräparation mit Glasionomerzement restauriert werden. Da jedoch adsorbierte Speichelproteine (Pellikel) mit der Adhäsion des Glasionomerzementes interferieren, ist die Kavität vor der Zementapplikation durch eine Reinigung mit rotierenden Bürstchen und Bimsmehl von exogenen Auflagerungen zu befreien (*Hannig* und *Bössmann* 1987). Kommerziell erhältliche Prophylaxepasten sollten nicht zur Kavitätenreinigung verwendet werden, da diese aufgrund der enthaltenen Bindemittel eine schwer entfernbare Schmierschicht auf der Zahnoberfläche hinterlassen.

Während der Erhärtungsphase von Glasionomerzementen sind Wechselwirkungen zwischen den entstehenden chemischen Bindungskräften an der Zahnhartsubstanz und der kontinuierlich anwachsenden Abbindekontraktion (bis 4 Vol%, Abb. 5) möglich. Übersteigt die Adhäsion an finierten und konditionierten Dentinflächen die Kohäsivkräfte im Zement, können infolge der Abbindekontraktion Risse (kohäsive Frakturen) im Glasionomerzement entstehen (Abb. 6). An rauhen Dentinflächen ist hingegen nur eine geringe Adhäsion möglich, so daß als Folge der Abbindeschrumpfung eine Ablösung des Glasionomerzementes vom Dentin resultiert (adhäsive Fraktur) (Abb. 7).

Die Langzeitstabilität der Adhäsion kann durch Ionenaustauschprozesse und Wassertransfer positiv beeinflußt werden. So erreicht die Haftung von Glasionomerzement am Dentin nach sechs Monaten signifikant höhere Werte als nach sechs Stunden (*Kullmann* 1986b).

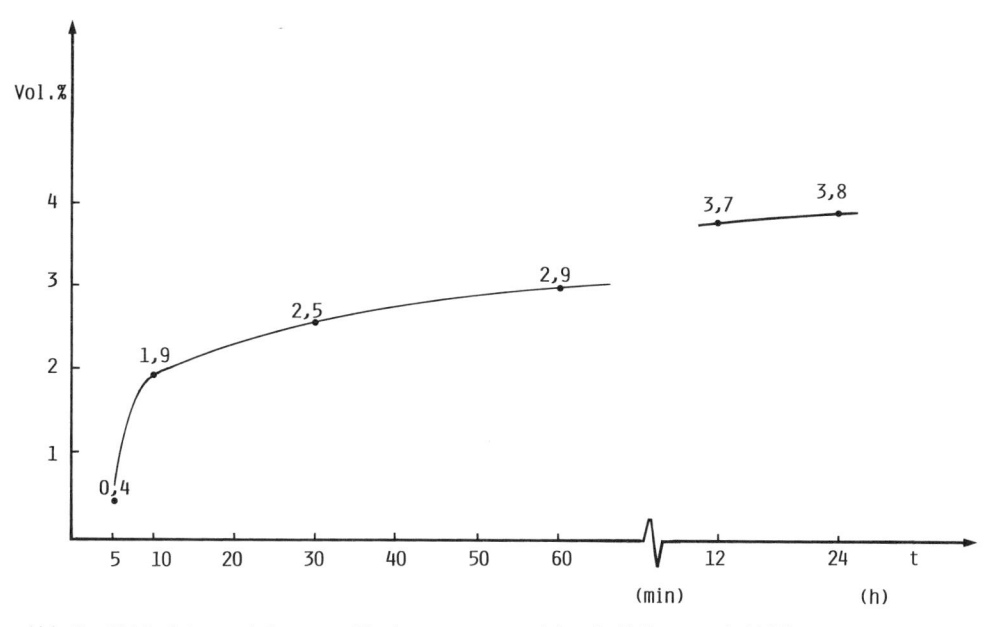

Abb. 5 Abbindekontraktion von Glasionomerzement (nach *Feilzer* et al. 1988)

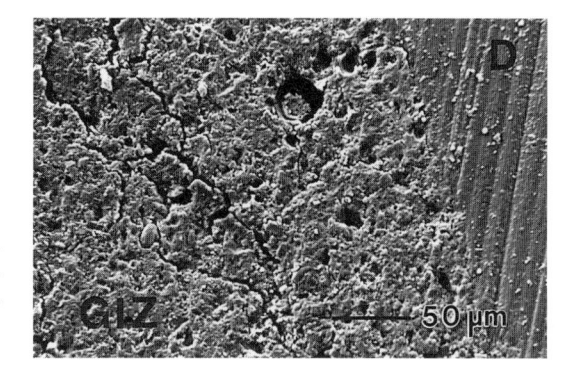

Abb. 6 „Kohäsive" Fraktur im Glasionomerzement (GIZ) bei Adhäsion an einer finierten und mit Polyakrylsäure touchierten Dentinfläche (Vergr.: 640mal)

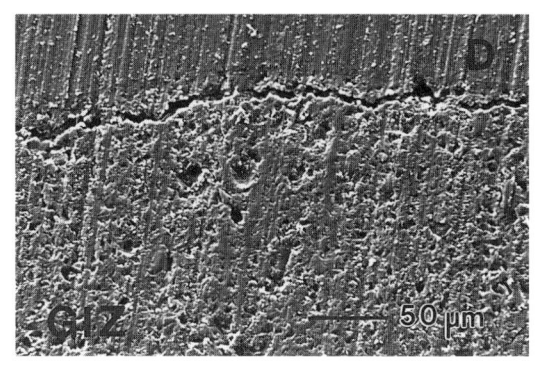

Abb. 7 „Adhäsive" Fraktur (Spaltbildung) zwischen Glasionomerzement (GIZ) und rauher Dentinfläche (D) (Vergr.: 640mal)

4 Hinweise zur Kavitätenpräparation für Restaurationen aus Glasionomerzement

Da sich im klinischen Behandlungsablauf nur selten Idealbedingungen für eine effektive chemische Adhäsion realisieren lassen, darf das Haftvermögen des Glasionomerzementes an der Zahnhartsubstanz nicht überbewertet werden. Es entfällt jedoch die Notwendigkeit, ausgeprägte makromechanische Retentionen zu präparieren. Glasionomerzemente besitzen aufgrund ihrer spröden Konsistenz und geringen Zugfestigkeit (11–15 MPa) nur eine mangelnde Kantenstabilität. Daher sind dünnauslaufende Füllungsränder kontraindiziert. Durch die rechtwinklige Gestaltung der Kavitätenränder, z. B. in Form einer ca. 1 mm tiefen zirkulären Stufe, ist für eine ausreichend starke Zementschicht im Füllungsrandbereich zu sorgen (*Hikkel* und *Voss* 1988). Größere Aufbaufüllungen müssen über Unterschnitte oder auch Stiftverankerungen stabilisiert werden (*Taleghani* und *Leinfelder* 1988). Letzteres gilt insbesondere für wurzelgefüllte Zähne. Ebenso empfiehlt sich die Präparation einer retentiven Kavitätenform beim Legen von Klasse-II-Füllungen aus Glasionomerzement an Milchmolaren (*Engelsmann* et al. 1988).

5 Das Anmischen von Glasionomerzementen

Da Glasionomerzemente auf falsches Dosieren mit minderen Materialeigenschaften reagieren (Tab. 5), sollten vordosierte Kapselsysteme verwendet werden. Es ist darauf zu achten, daß beim Aktivieren der Kapseln das Flüssigkeitsreservoir vollständig entleert wird (ca. 3 Sekunden pressen), da der Zement ansonsten eine extrem hochviskose Konsistenz besitzt, die Kavitätenwände nur unzureichend benetzen kann und zudem auch noch beschleunigt erhärtet.

Tabelle 5 Auswirkungen von Dosierfehlern beim Anmischen von Glasionomerzement

Pulveranteil zu hoch	→ – verringerte Verarbeitungszeit – erhöhte Viskosität – verringerte Benetzung der Kavitätenwände – geringere Haftung – erhöhte Opazität
Pulveranteil zu niedrig	→ – erhöhte Abbindekontraktion – geringe Oberflächenhärte – erhöhte Wasserlöslichkeit – verringerte Erosionsresistenz – erhöhte Abrasion

Beim Gebrauch nicht vordosierter Präparate ist das vom Hersteller vorgeschriebene Pulver/Flüssigkeitsverhältnis genau einzuhalten. Vor der Entnahme wird das Pulver durch Schütteln aufgelockert, der Meßlöffel anschließend exakt und drucklos gefüllt. Um die Verarbeitungszeit zu verlängern, können Glasionomerzemente auf einer gekühlten Glasplatte angemischt werden. Zum Anrühren eignen sich speziell beschichtete Hartmetallspatel oder nicht metallische Instrumente. Der Anmischvorgang sollte innerhalb von 30 Sekunden abgeschlossen sein. Vakuumgetrocknete Zemente bedürfen einer besonders sorgfältigen Anmischtechnik, da das getrocknete Polyalken erst in Lösung gehen muß (*Kullmann* 1986a).

6 Das Ausarbeiten der Glasionomerzementfüllung

Aufgrund der Zusammensetzung aus harten Silikatglaspartikeln und weichem Polycarboxylatgel erweist sich die Feinausarbeitung einer Glasionomerzementfüllung als problematisch (*Hotz* 1987); eine Politur ist gänzlich unmöglich. Durch Applikation des Glasionomerzementes gegen eine Matrize läßt sich eine homogen glatte Oberfläche erzielen (Abb. 8) und die erforderliche Ausarbeitung der Füllung auf ein Minimum reduzieren. Eine frühzeitige Bearbeitung der Füllungsoberfläche mit rotierenden Instrumenten unter Zusatz von Wasserkühlung ist kontraindiziert. Sie führt zum Auswaschen der Zementmatrix und zum Herausbrechen der Glaspartikel, die noch nicht ausreichend mit dem Polyakrylatgel verbunden sind (Abb. 9, 10). Es leiden hierbei nicht nur die Oberflächenstruktur, sondern auch die Opazität und die physikalischen Eigenschaften (Abriebbeständigkeit, Härte) der Füllung (*Hotz* 1987). Daher sollte sich die Nacharbeitung der frischgelegten Füllung auf das Entfernen grober Überstände mit scharfem Instrumentarium und allenfalls eine niedrigtourige Grobkonturierung mit Arkansassteinen unter Zusatz von Vaseline oder Bondingmaterial als Dehydratationsschutz beschränken (Abb. 12).

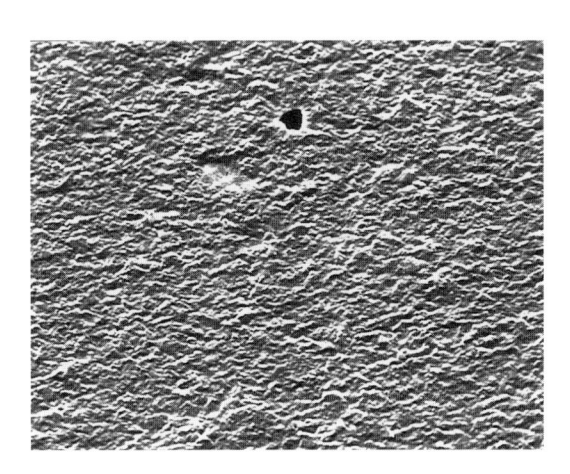

Abb. 8 Glasionomerzementoberfläche (Ketac Fil) nach Applikation gegen eine Matrize (Vergr.: 320mal)

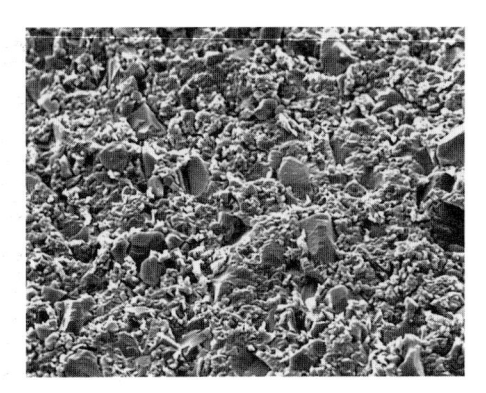

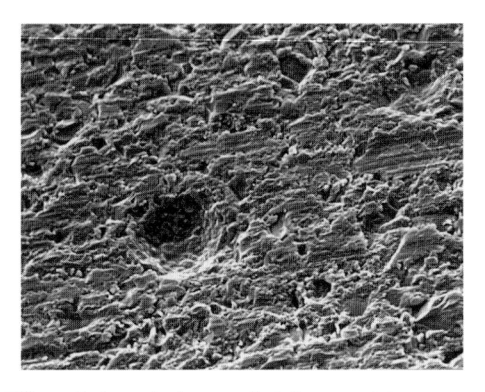

Abb. 9 Glasionomerzementoberflächen (Ketac Fil) nach Ausarbeitung mit Arkansasstein unter Wasserkühlung. Links: 15 Minuten nach Anmischen des Zementes. Rechts: 24 Stunden nach Anmischen des Zementes (Vergr.: 320mal)

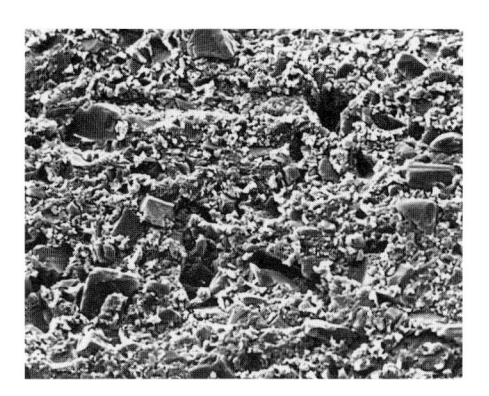

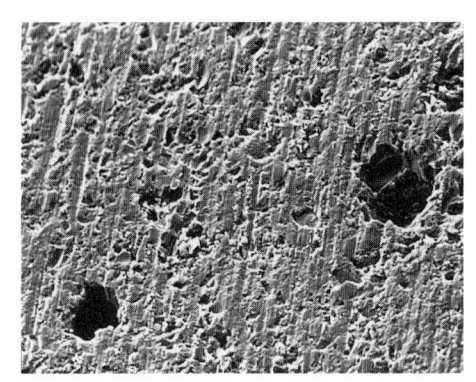

Abb. 10 Glasionomerzementoberflächen (Ketac Fil) nach Ausarbeitung mit Diamantfinierer unter Wasserkühlung. Links: 15 Minuten nach Anmischen des Zementes. Rechts: 24 Stunden nach Anmischen des Zementes (Vergr.: 320mal)

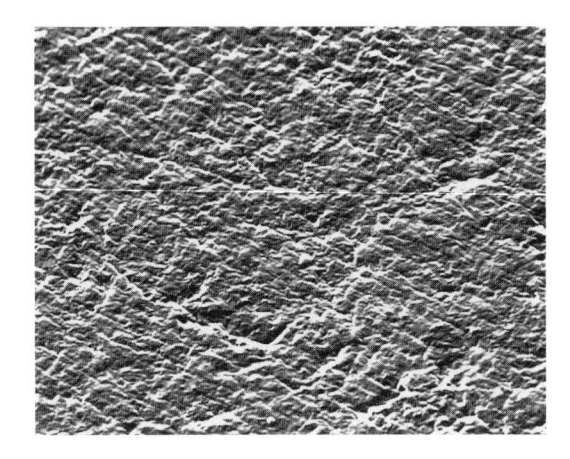

Abb. 11 Glasionomerzementoberfläche (Ketac Fil): Ausarbeitung mit flexiblen Disks 24 Stunden nach Anmischen des Zementes (Vergr.: 320mal)

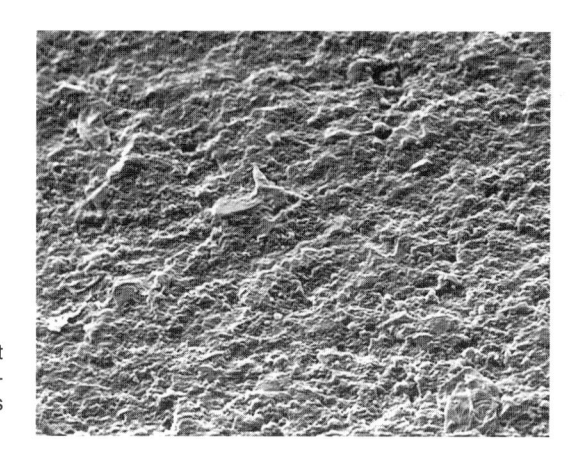

Abb. 12 Glasionomerzementoberfläche (Ketac Fil) nach Ausarbeitung mit Arkansassteinen unter Zusatz von Vaseline 15 Minuten nach Anmischen des Zementes (Vergr.: 320mal)

Trotz zum Teil anderslautender Empfehlungen der Hersteller darf die definitive Ausarbeitung und Glättung erst 24 Stunden nach dem Legen der Glasionomerzementrestauration erfolgen. Zum Konturieren eignen sich Ultrafeinkorn-Diamantfinierer oder Arkansassteine unter Spraykühlung (Abb. 9, 10).

Die Feinausarbeitung gelingt mit Aluminiumoxid belegten Scheiben abnehmender Körnung (Abb. 11) (*Kullmann* 1986a, *Hotz* 1987). Hartmetallfinierer zerstören das Oberflächengefüge des Glasionomerzementes (*Pearson* und *Knibbs* 1987). Jegliche Ausarbeitungsverfahren verschlechtern allerdings die nach Applikation gegen eine Matrize erzielte Oberflächenglätte (*Woolford* 1988). Diese Glätte ist klinisch jedoch nicht von dauerndem Bestand, da die Rauhigkeit der Glasionomerzementoberflächen durch chemische Auflösung und je nach Lokalisation der Restauration auch durch mechanische Einflüsse (Zähneputzen) stetig zunimmt (*Roulet* und *Wälti* 1984, *Hotz* 1987).

7 Die Indikationen für Glasionomerzement in der Füllungstherapie

Glasionomerzemente werden in drei verschiedenen Materialtypen angeboten (Tab. 6) und für derart vielfältige und unterschiedliche Indikationen empfohlen (Tab. 7), daß sie fast wie ein »Universaltherapeutikum« der (restaurativen) Zahnheilkunde anmuten. Glasionomerzemente sollten jedoch keineswegs bewährte Füllungsmaterialien aus gesicherten Indikationsgebieten verdrängen, sondern nur dort Verwendung finden, wo sie durch ihre besonderen Eigenschaften (Adhäsion an der Zahnhartsubstanz, Fluoridfreisetzung) anderen Werkstoffen in der restaurativen Therapie überlegen sind.

Tabelle 6   Einteilung der Glasionomerzemente nach ihrer therapeutischen Verwendung

Typ I:	Befestigungsmaterialien
Typ II:	Füllungsmaterialien a) Zahnfarben b) Cermet-Zemente
Typ III:	Unterfüllungsmaterialien

Tabelle 7   Im Schrifttum vorgeschlagene Anwendungsgebiete für Glasionomerzemente

- Klasse-V – Kavitäten (keilförmige Defekte, Erosionsläsionen, Wurzelkaries)
- Klasse-III – Kavitäten
- Approximale Mikrokavitäten
- „Reparatur" defekter Kronen- und Füllungsränder
- Aufbaufüllungen
- Klasse-I und II-Kavitäten an Milchmolaren
- (Erweiterte) Fissurenversiegelung
- WSR mit retrograder Wurzelfüllung
- Unterfüllungszement
- Befestigung von Kronen und Brücken
- Befestigung kieferorthopädischer Bänder

Als Hauptindikationsgebiet für Glasionomerzemente ist die Klasse-V-Kavität mit Ausdehnung bis ins Wurzelzement bzw. Wurzeldentin anzusehen (*Hickel* 1989a). Glasionomerzemente füllen die Indikationslücke für Komposite im kritischen zervikalen Bereich des Zahnes. Denn Kavitäten, die nicht allseits von ätzbarem Schmelz umgeben sind, können nicht unter Anwendung der Säureätztechnik mit Kompositen restauriert werden. Vielfach verhindert auch die irreguläre Prismenstruktur des zervikalen Schmelzes die Ausbildung des gewünschten retentiven Ätzmusters.

Der günstige thermische Expansionskoeffizient von $16 \times 10^{-6} K^{-1}$ (Komposit: bis $55 \times 10^{-6} K^{-1}$, Schmelz $11 \times 10^{-6} K^{-1}$, Dentin: $8 \times 10^{-6} K^{-1}$) sowie das Adhäsionsvermögen an Schmelz und Dentin machen Glasionomerzement zum „Füllungstherapeutikum erster Wahl" für zahnfarbene Klasse-V-Restaurationen, die über die Schmelzzementgrenze hinaus nach apikal reichen. Nicht kariöse zervikale Läsionen, wie z. B. Erosionen, Abrasionen und keilförmige Defekte sowie kariöse Defekte, insbesondere die Wurzelkaries beim älteren Patienten, zählen zu den typischen Indikationen für Glasionomerzemente.

Klinische Studien belegen sowohl die geringe Inzidenz von Sekundärkaries sowie auch die geringe Verlustrate von Klasse-V-Restaurationen aus Glasionomerzement (*Knibbs* und *Plant* 1986, *Knibbs* et al. 1986a, b, *Ngo* et al. 1986, *Kullmann* 1988a, *Voss* und *Hickel* 1988), selbst wenn die Füllungen ohne Präparation eines rechtwinkligen Kavitätenrandes gelegt wurden (*Brandau* et al. 1984, *Tyas* und *Beech* 1986).

Im kariesaktiven Gebiß stellen Glasionomerzemente eine Alternative zu Amalgam oder Komposit dar, weil sie durch Fluoridabgabe die Entstehung sowie die Progredienz einer Sekundärkaries verhindern können (*Retief* et al. 1984, *Hicks* 1986, *Hicks* et al. 1986, *Hattab* et al. 1989). Glasionomerzemente sollen darüber hinaus sogar die Primärkariesbildung im angrenzenden gesunden Schmelz reduzieren (*Hicks* 1986).

Die Verwendung von Glasionomerzementen in der Pädodontie umfaßt zum einen die Füllungstherapie im Milchgebiß und zum anderen die erweiterte Fissurenversiegelung bleibender Molaren und Prämolaren. Klinische Studien haben die Brauchbarkeit von Glasionomerzement zur Restauration von Kavitäten an Milchmolaren erwiesen (*Fuks* et al. 1984, *Croll* und *Phillips* 1986, *Knibbs* et al. 1986, *Engelsmann* et al. 1988). Allerdings sollte die Versorgung größerer Klasse-II-Kavitäten auch im Milchgebiß nach wie vor mit Amalgam erfolgen, da Glasionomerzemente nur eine geringe Biege- und Abriebfestigkeit besitzen. Aufgrund ihrer Viskosität eignen sich Glasionomerzemente zur Fissurenversiegelung nur in sehr eingeschränktem Maße, nämlich dann, wenn die Breite der Fissur 0,1 mm überschreitet (*Hickel* 1989). Während die prophylaktische Fissurenversiegelung daher besser mit Kompositmaterialien durchgeführt wird, haben sich zur erweiterten Fissurenversiegelung Cermet-Ionomer-Zemente bewährt (*Voss* und *Hickel* 1988, *Hickel* 1989) (siehe Abschnitt 10).

8 Kontraindikationen für Glasionomerzemente

Glasionomerzemente sind nicht indiziert, wenn das ästhetische Erscheinungsbild der Füllung von entscheidender Bedeutung ist oder die Trockenlegung der Kavität unüberwindbare Schwierigkeiten bereitet. Ebensowenig sollten Glasionomerzemente zur Versorgung von Klasse-II- oder IV-Kavitäten herangezogen werden. Extreme okklusale Belastungen stellen auch für Klasse-I-Rekonstruktionen aus Glasionomerzement eine Kontraindikation dar. Bei chronischen Mundatmern sollten Glasionomerzemente im anterioren Bereich der Mundhöhle aufgrund der bestehenden Desikkationsgefahr nicht zur Füllungstherapie verwendet werden (*Hikkel* 1989).

9 Die kombinierte Glasionomerzement-Kompositfüllung (Biomimetische Füllung, Sandwichtechnik)

Als gravierende Mängel einer Klasse-V-Glasionomerzementfüllung erweisen sich die geringe Abrasionsresistenz, die rauhe Oberfläche und vor allem die oftmals unbefriedigende Ästhetik. Von *McLean* et al. (1985) stammt die Idee, diese Problematik durch Überschichten des Glasionomerzementes mit Komposit zu lösen. Dabei fungiert der Glasionomerzement als Dentinersatz, das Komposit als Schmelzersatz. (Zum klinischen Vorgehen siehe Tab. 8)

Durch die Ätzung mit Phosphorsäure wird die Glasionomerzementoberfläche aufgerauht (Abb. 13) und die Haftung des Kompositmaterials signifikant gesteigert (*Sneed* und *Looper* 1985, *Garcia-Godoy* et al. 1988). Cermet-Ionomer-Produkte zeigen im Vergleich zu speziell für die „Sandwich-Technik" angebotenen Glasionomerzementen höhere Haftwerte des Komposites (*Chin* und *Tyas*, 1986, *Joynt* et al. 1989).

Um die Zerstörung der Glasionomerzementoberfläche auf ein Minimum zu beschränken, sollte die Zeitdauer des Ätzvorganges auf 15 Sekunden beschränkt bleiben (*Smith* 1988, *Joynt* et al. 1989). Alternativ zur Säureätzung wurde auch empfohlen, den Glasionomerzement durch Beschleifen aufzurauhen (Tab. 9) (*Hinoura* et al. 1987, *Kullmann* 1989). Es erscheint sogar möglich zu sein, auch ohne Vorbehandlung des Glasionomerzementes einen ausreichenden Verbund mit dem

Tabelle 8   Die kombinierte Glasionomerzement-Kompositfüllung (klinisches Vorgehen)

- Präparation, Retraktionsfaden in den Sulkus einlegen
- Konditionieren mit 25%iger Polyakrylsäure für 10 Sekunden
- Spülen, trocknen
- Glasionomerzement als Dentinersatz auftragen (Mindeststärke: 0,5–1mm)
- Nach ca. 4 Minuten (abhängig vom verwendeten Präparat)
  GIZ-Überschüsse mit Diamantfinierer entfernen,
  Zahnschmelz im koronalen Teil der Kavität anschrägen
- Ätzen von Glasionomerzement (15 Sekunden) und Schmelz (30 Sekunden) mit 37%iger Phosphorsäure
- Spülen, trocknen
- Niedrig viskoses Bonding Agent auftragen, Lichthärten
- Komposit in Schichten auftragen (Inkrementtechnik) und Lichthärten
- Konturieren (Diamantfinierer)
- Feinausarbeiten, Politur:
  flexible Disks,
  Silikonpolierer (nur bei mikrogefülltem Komposit)

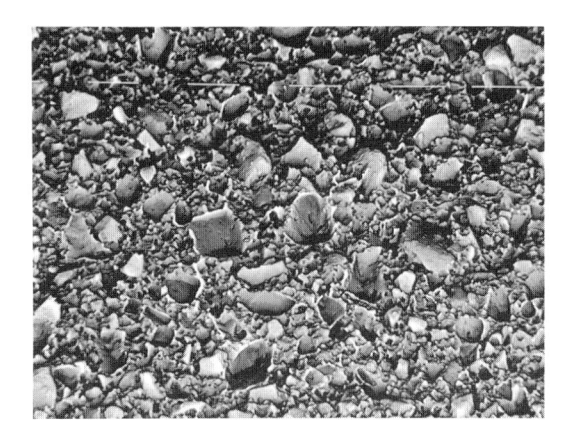

Abb. 13 Glasionomerzementoberflächen (Ketac bond) nach Ätzung mit 37%iger Phosphorsäure für 15 Sekunden (Vergr.: 1250mal)

Tabelle 9 Einfluß der Oberflächenbehandlung von Glasionomerzement auf die Haftung des Komposits

Oberflächenbehandlung des Glasionomerzementes	Zugfestigkeit (MPa)
H_3PO_4 (37%)	3,7
Schleifpapier (400er Korn)	3,1
ø	2,1
	Hinoura et al. (1987)

Komposit zu erzielen (*Sheth* et al. 1988). So konnten *Hänggi* et al. (1990) im Rahmen einer klinischen Studie keine Unterschiede bezüglich des zervikalen Randschlusses von Sandwich-Füllungen mit bzw. ohne Ätzung des Glasionomerzementes feststellen.

Werkstofftechnisch ist der Verzicht auf eine Ätzung als günstig zu werten, da Glasionomerzemente im initialen Abbindestadium sowohl extrem empfindlich gegenüber Wasserzutritt wie auch Austrocknung sind. Der Ätzprozeß bewirkt eine Aufrauhung aber auch Zerstörung des Oberflächengefüges. Nach Absprayen des Ätzmittels muß der Zement getrocknet werden, was sich klinisch im Verlust der dentinähnlichen Transluzenz des Glasionomermaterials manifestiert. Aus einer exzessiven Dehydrierung können sogar Mikrorisse im Zement resultieren, die seine Funktion als schützende Unterfüllung in Frage stellen.

Die aufgezeigten Probleme lassen sich durch ein zweiphasiges Vorgehen minimieren. In der ersten Behandlungssitzung wird die Kavität in toto mit einem restaurativen Glasionomerzementmaterial gefüllt. Da die Transparenz einer Glasionomerzementfüllung mit zunehmender Liegedauer infolge von Wasseraufnahme ansteigt, erfolgt die endgültige Bewertung des ästhetischen Erscheinungsbildes der Restauration erst mehrere Wochen nach dem Legen der Füllung. Sollte sich die Notwendigkeit farblicher Korrekturen ergeben, wird der ausgehärtete Glasionomerzement bis auf das Unterfüllungsniveau zurückgeschliffen, angeätzt und mit Komposit, wie oben beschrieben, überschichtet (*Mount* 1990). Bestehen bleibt jedoch die Problematik, daß der Verbund zwischen Glasionomerzement und Komposit die Kohäsivkräfte im Zement übersteigen kann (*Sneed, Looper* 1985, *Hinoura* et al. 1987). Infolge der Polymerisationsschrumpfung des Komposites könnten dann kohäsive Frakturen im Glasionomerzementgefüge die Folge sein (*Kullmann* 1989), was sich u. U. negativ auf die marginale Adaptation der Füllung im kritischen gingivalen Randbereich auswirken kann (*Reich* und *Völkl* 1989).

10 Cermet-Ionomer-Zemente

Cermet-Ionomer-Zemente stellen eine Weiterentwicklung der Glasionomerzemente dar. Anstelle des Ca-Al-F-Silikatglases enthalten sie ein gesintertes Glas-Metallpulver, woraus sich der Name Cermet = *Cer*amic + *Met*al ableitet. Derzeit ist ein Silber-Cermet-Produkt auf dem Dentalmarkt verfügbar (Ketac Silver, ESPE, Seefeld). Durch den Prozeß der Sinterung werden die Silberpartikel fest mit den Glaspartikeln verschmolzen. Im Vergleich zu herkömmlichen Glasionomerzementen besitzen Cermet-Ionomer-Zemente eine gesteigerte Biege- und Abriebfestigkeit (*Gasser* 1987, *Wilson* und *McLean* 1988). Das enthaltene Silber soll als „Streßabsorber" fungieren, indem es den Friktionskoeffizienten herabsetzt und dadurch abrasive Spitzenbelastungen abfangen kann.

Infolge der optimierten Werkstoffeigenschaften besitzen Cermet-Ionomer-Zemente ein erweitertes Indikationsspektrum. Sie eignen sich für nicht okklusionstragende Klasse-I- und modifizierte Klasse-II-Kavitäten (*Hickel* et al. 1988, *Hickel* und *Voss* 1988), aufgrund ihrer Radioopazität vor allem aber als Aufbaufüllungsmaterial.

Da Füllungsmaterialien auf Glas-Polyalkenoatbasis bei zunehmender Liegedauer eine beträchtliche Steigerung der mechanischen Festigkeit und Härte erfahren, sollte das Beschleifen des betreffenden Zahnes nicht direkt im Anschluß an die Insertion des Cermet-Ionomer-Zementes erfolgen (*Kullmann* 1988b). Man beläßt die Aufbaufüllung als semipermanente Restauration und präpariert in einer zweiten Behandlungssitzung. Um Füllungsfrakturen der Cermet-Ionomer-Restauration zu vermeiden, werden die Patienten angewiesen, die frischgelegte Aufbaufüllung in den ersten Stunden keinen okklusalen Belastungen auszusetzen.

Im Milchgebiß stellen Cermet-Ionomer-Zemente aufgrund ihrer einfachen und problemlosen Applikation eine Alternative zu Amalgam bei der Versorgung von Klasse-I- und -II-Kavitäten dar (*Hickel* et al. 1989, *Stratmann* et al. 1989).

11 Die Pulpaverträglichkeit von Glasionomerzementen

Eine gute Pulpakompatibilität von Glasionomerzementen ist insofern von entscheidender Bedeutung, als der Zement im direkten Kontakt zum Dentin stehen muß, um eine Anhaftung über chemische Adhäsionskräfte zu bewirken. Frisch angemischte Glasionomerzemente weisen in der Zellkultur eine akute Zytotoxizität auf, die bei zunehmender Aushärtung des Zementes geringer wird und im vollständig abgebundenen Zustand nicht mehr nachweisbar ist (*Meryon* et al. 1983, *Nakamura* et al. 1983, *Willershausen* et al. 1987). Eine Dentinbarriere zwischen Zellkulturmedium und Glasionomerzement reduziert die akute Zytotoxizität von Eluaten aus dem Zement erheblich (*Hume* und *Mount* 1988). Bei Human- und Tierversuchen erwiesen sich Glasionomerzemente im Vergleich zu ZOE als stärker irritierend und riefen im Kurzzeittest geringe bis ausgeprägte Pulpareaktionen hervor, die innerhalb von ca. 30 Tagen rückläufig waren (*Plant* et al. 1984, *Langeland* und *Pascan* 1986, *Schmalz* et al. 1986, *Felton* et al. 1980, *Gängler* et al. 1988).

In eigenen Untersuchungen wurde die Pulpaverträglichkeit von Zinkoxidphosphat-Zement, Glasionomerzement (Ketac Bond, ESPE, Seefeld) und einem Cermet-Ionomer-Zement (Ketac Silver, ESPE, Seefeld) verglichen. An 30 kariesfreien Prämolaren, deren Extraktion aus kieferorthopädischen Gründen indiziert war, wurden okklusal je zwei Klasse-I-Kavitäten mit genormter Tiefe von 2,8 mm präpariert. Je zehn Prämolaren wurden mit Unterfüllungen aus Zinkoxidphosphat-Zement bzw. Ketac Bond versehen und anschließend Deckfüllungen aus einem Seitenzahnkomposit appliziert. Die Kavitäten der restlichen zehn Zähne wurden gänzlich mit Ketac Silver gefüllt. 30 Minuten, 7, 14, 28 bzw. 56 Tage nach Insertion der Füllungen erfolgten die Extraktion der Zähne und die Aufbereitung für die histologische Untersuchung.

Alle initial nach der Füllungstherapie extrahierten Prämolaren zeigten gleichermaßen präparationsbedingte Schädigungen des Odontoblastensaumes (entzündliche Infiltrate, Odontoblastenaspiration). 7 bzw. 14 Tage nach Insertion der Füllungen ließen sich bei allen Präparaten – unabhängig vom verwendeten Füllungswerkstoff – geringgradige Veränderungen im Bereich der Odontoblastenschicht erkennen, entzündliche Infiltrate in tieferen Teilen der Pulpa traten nicht auf. Nach 28 und 56 Tagen wies die Pulpa der mit Ketac Silver gefüllten Zähne ein nahezu unverändertes histologisches Erscheinungsbild auf, bei den mit Phosphat-Zement und Ketac Bond gefüllten Zähnen konnte die vermehrte Bildung von irregulärem Prädentin (Reizdentin) beobachtet werden.

Die Ergebnisse belegen die gute Pulpaverträglichkeit von Glasionomerzement in kleinen, „normaltiefen" (2,8 mm) Kavitäten. Da Glasionomerzemente jedoch in direktem Kontakt mit der Pulpa Nekrosen hervorrufen (*Schmalz* et al. 1986, *Paterson* und *Watts* 1987), sollten die pulpanahen Kavitätenareale mit einem Calciumhydroxidpräparat abgedeckt werden, sobald die (vermutete) Dentindicke zwischen Pulpa und Kavitätenboden weniger als 1 mm beträgt. Die so versorgte Dentinfläche ist auf ein Minimum zu beschränken, damit ein möglichst großer Dentinbezirk für die Haftung des Glasionomerzementes zur Verfügung steht.

Die Ursachen von klinisch beobachteten Hypersensibilitäten bei der Füllungstherapie mit Glasionomerzementen sind noch nicht eindeutig geklärt. Neben chemisch-toxischen Einflüssen des Zementes (*Smith* und *Ruse* 1986, *Paterson* und *Watts* 1987) werden vor allem die mangelnden antibakteriellen Eigenschaften des Glasionomerzementes in Zusammenhang mit der Invasion von Mikroorganismen für die Pulpairritationen verantwortlich gemacht (*Schmalz* et al. 1986, *Schmalz* 1987).

12 Zusammenfassung

Aufgrund ihrer besonderen Eigenschaften (Fluoridfreisetzung, chemische Adhäsion an Schmelz und Dentin, geringer thermischer Expansionskoeffizient) können Glasionomerzemente das Spektrum der Füllungstherapie überall dort erweitern, wo konventionelle Materialien versagen oder schwierig zu applizieren sind. Das Hauptindikationsgebiet umfaßt die Restauration zervikaler Läsionen, deren Ausdehnung sich über die Schmelz-Zementgrenze hinaus bis ins Wurzeldentin erstreckt. Cermet-Ionomer-Zemente eignen sich als Aufbaufüllungsmaterial sowie zur Füllungstherapie von Milchmolaren.

Die korrekte Verarbeitung von Glasionomerzementen beinhaltet
- die Kavitätenpräparation mit rechtwinkliger Randgestaltung,
- das sorgfältige Finieren der Kavität,
- die kurzzeitige Konditionierung (z. B. mit 25%iger Polyakrylsäure),
- die Applikation des Glasionomerzementes (möglichst als vordosiertes Kapselpräparat) mit Hilfe einer Matrize,
- den Schutz vor initialer Feuchtigkeitskontamination und Desikkation mit einem lichthärtenden Bondingmaterial sowie
- die Feinausarbeitung 24 Stunden nach dem Legen der Füllung.

In tiefen Kavitäten sind die pulpanahen Bereiche vor der Insertion des Glasionomerzementes mit einem Calciumhydroxidpräparat abzudecken.

Literatur

[1] *Aboush, Y. E. Y., Jenkins, C. B. G.:* An evaluation of the bonding of glass-ionomer restorations to dentine and enamel. Br Dent J 161, 179 (1986)

[2] *Beech, D. R., Soloman, A., Bernier, R.:* Bond strength of polycarboxylic acid cements to treated dentine. Dent Mater 1, 154 (1985)

[3] *Berry, E. A., von der Lehr, W. N., Herrin, H. K.:* Dentin surface treatments for the removal of the smear layer: an SEM study. J Am Dent Ass 115, 65 (1987)

[4] *Brandau, H. E., Ziemiecki, T. L., Charbeneau, G. T.:* Restoration of cervical contours on nonprepared teeth using glass ionomer cement: a 4,5-year report. J Am Dent Ass 104, 782 (1984)

[5] *Chin, Y. H., Tyas, M. J.:* Acid etching potential of new proprietary glass ionomer cements. Aust Dent J 31, 217 (1986)

[6] *Croll, T. P., Phillips, R. W.:* Glass ionomer-silver cermet restorations for primary teeth. Quintessence Int 17, 607 (1986)

[7] *Driessens, F. C. M.:* Chemical adhesion in dentistry. Int Dent J 27, 317 (1977)

[8] *Duke, E. S., Phillips, R. W., Blumershine, R.:* Effects of various agents in cleaning cut dentine. J Oral Rehabil 12, 295 (1985)

[9] *Earl, M. S. A., Hume, W. R., Mount, G. J.:* Effect of varnishes and other surface treatments on water movement across the glass-ionomer cement surface. Aust Dent J 30, 298 (1985)

[10] *Engelsmann, U., Kocher, T., Albers, H.-K.:* Vergleichende Langzeituntersuchung über die Füllungsmaterialien Ketac-Fil und Amalgam an Milchzähnen. Dtsch Zahnärzt Z 43, 291 (1988)

[11] *Feilzer, A. J., De Gee, A. J., Davidson, C. L.:* Curing contraction of composites and glass-ionomer cements. J Prosth Dent 59, 297 (1988)

[12] *Felton, D. A., Cox, C. F., Odom, M.:* Histologic study of a light cured glass ionomer cavity liner. J Dent Res 67, 1517 (1988)

[13] *Fuks, A. B., Shapira, J., Bielak, S.:* Clinical evaluation of a glass ionomer cement used as a class II restorative material in primary molars. J Pedod 8, 393 (1984)

[14] *Gaengler, P., Beer, R., Krehan, F.:* Bio-evaluation of glass-ionomers in different usage tests. J Dent Res 67, 302 (1988)

[15] *Garcia-Godoy, F., Draheim, R. N., Titus, H. W.:* Shear bond strength of a posterior composite to glass ionomer bases. Quintessence Int 19, 357 (1988)

[16] *Gasser, O.:* Glasionomerzemente: Gegenwart und Zukunft aus werkstoffkundlicher Sicht. Schweiz Mschr Zahnmed 97, 328 (1987)

[17] *Grajower, R., Guelmann, M.:* Dimensional changes during setting of a glass ionomer filling material. Quintessence Int 20, 505 (1989)

[18] *Hänggi, D., Hefti, A. F., Rateitschak, K. H.:* Randschluß bei Restaurationen von Klasse-V-Läsionen mit Glasionomerzement und Komposit (Sandwich-Füllung). Schweiz Mschr Zahnmed 100, 29 (1990)

[19] *Hannig, M., Bössmann, K.:* Die Abrasivität des Pellikels unter klinischen Gesichtspunkten. Dtsch Zahnärztl Z 42, 1015 (1987)

[20] *Hattab, F. N., Mok, N. Y. C., Agnew, E. C.:* Artificially formed carieslike lesions around restorative materials. J Am Dent Ass 118, 193 (1989)

[21] *Hickel, R.:* Einsatzgebiete und -verfahren von Glasionomerzement als Füllungsmaterial. Zahnärztl Mitt 79, 914 (1989)

[22] *Hickel, R., Petschelt, A., Maier, J., Voß, A., Sauter, M.:* Nachuntersuchung von Füllungen mit Cermet-Zement (Ketac Silver). Dtsch Zahnärztl Z 43, 851 (1988)

[23] *Hickel, R., Petschelt, A., Voß, A.:* Milchzahnfüllungen mit Cermet-Zementen. Dtsch Zahnärztl Z 44, 444 (1989)

[24] *Hickel, R., Voß, A.:* (Langzeit)erfahrungen mit Glasionomerzementen. Dtsch Zahnärztl Z 43, 263 (1988)

[25] *Hickel, R., Voß, A.:* Vergleichende Untersuchung über Fissurenversiegelung: Komposit versus Cermet-Zement. Dtsch Zahnärztl Z 44, 472 (1989)

[26] *Hicks, M. J.:* Artificial lesion formation around glassionomer restorations in root surfaces: a histologic study. Gerodontics 2, 108–114 (1986)

[27] *Hicks, M. J., Flaitz, C. M., Silverstone, L. M.:* Secondary caries formation in vitro around glass ionomer restorations. Quintessence Int 17, 527 (1986)

[28] *Hinoura, K., Moore, B. K., Phillips, R. W.:* Tensile bond strength between glass ionomer cements and composite resins. J Am Dent Ass 114, 167 (1987)

[29] *Hotz, P. R.:* Glasionomerzement-Verarbeitung, Antikariogenität. Schweiz Mschr Zahnmed 97, 336 (1987)

[30] *Hume, W. R., Mount, G. J.:* In vitro studies on the potential for pulp cytotoxicity of glass-ionomer cements. J Dent Res 67, 915 (1988)

[31] *Joynt, R. B., Williams, D., Davis, E. L. et al.:* Effect of etching time on surface morphology and adhesion of a posterior composite to glass ionomer cement. J Prosth Dent 61, 310 (1989)

[32] *Knibbs, P. J., Plant, C. G.:* A clinical assessment of a rapid setting glass ionomer cement. Br Dent J 161, 323 (1986)

[33] *Knibbs, P. J., Plant, C. G., Pearson, G. J.:* A clinical assessment of an anhydrous glass ionomer cement. Br Dent J 161, 99 (1986)

[34] *Knibbs, P. J., Plant, C. G., Shovelton, D. S.:* An evaluation of an anhydrous glass ionomer cement in general dental practice. Br Dent J 161, 170 (1986)

[35] *Kullmann, W.:* Glasionomer-Zemente. Entwicklung, Eigenschaften und Verarbeitung. Dtsch Zahnärztekalender 45, 119 (1986a)

[36] *Kullmann, W.:* Werkstoffkundliche Eigenschaften von Glasionomerzementen im Vergleich zu konventionellen Materialien. II. Untersuchungen zur Haftfestigkeit am Rinderzahn. Dtsch Zahnärztl Z 41, 660 (1986b)

[37] *Kullmann, W.:* Die Glaspolyalkenoat-Kunststoff-Füllung. Konsequenz aus klinischen und werkstoffkundlichen Erfahrungen bei der Restauration zervikaler Läsionen. Dtsch Zahnärztl Z 43, 387 (1988a)

[38] *Kullmann, W.:* Untersuchungen zur Bearbeitungsfähigkeit von Aufbauwerkstoffen auf Polyelektrolytbasis. Dtsch Zahnärztl Z 43, 843 (1988b)

[39] *Kullmann, W.:* Ätzmuster tropf- und stopfbarer Glas-Polyalkenoat-Unterfüllungen im Rasterelektronenmikroskop. Dtsch Zahnärztl Z 44, 138 (1989)

[40] *Langeland, K., Pascon, E. A.:* Methodology in and bio-evaluation of glassionomers. J Dent Res 65, 772 (1986)

[41] *McLean, J. W., Powis, D. R., Prosser, H. J., Wilson, A. D.:* The use of glass-ionomer cements in bonding composite resins to dentine. Br Dent J 158, 410 (1985)

[42] *Meryon, S. D., Stephens, P. G., Browne, R. M.:* A comparison of the in vitro cytotoxicity of two glass ionomer cements. J Dent Res 62, 769 (1983)

[43] *Mount, G. J.:* Estetics with glass-ionomer-cements ant the „sandwich" technique. Quintessence Int 21, 93 (1990)

[44] *Nakamura, M., Kawakara, H., Imoi, K., Tomoda, S., Kawarta, Y., Hikari, S.:* Long-term biocompatibility test of composite resins and glass ionomer cement (in vitro). Dent Mat J 2, 100 (1983)

[45] *Ngo, H., Earl, A., Mount, G. J.:* Glass ionomer cements: a 12-month evaluation. J Prosth Dent 55, 203 (1986)

[46] *Paterson, R. C., Watts, A.:* Toxicity to the pulp of a glass-ionomer-cement. Br Dent J 162, 110 (1987)

[47] *Pearson, G. J., Knibbs, P. J.:* Finishing an anhydrous glass ionomer cement. (An in vitro and in vivo study). Restorative Dentistry 3, 35 (1987)
[48] *Plant, C. G., Browne, R. M., Knibbs, P. J., Britton, A. S., Sorahan, T.:* Pulpal effects of glass ionomer cements. Int Endod J 17, 51 (1984)
[49] *Powis, D. R., Folleras, T., Merson, S. A., Wilson, A. D.:* Improved adhesion of a glass ionomer cement to dentin and enamel. J Dent Res 61, 1416 (1982)
[50] *Reich, E., Völkl, H.:* Der Randspalt kombinierter Füllungen aus Komposit und Glasionomerzement in vitro. Dtsch Zahnärztl Z 44, 421 (1989)
[51] *Retief, D. H., Bradley, E. L., Denton, J. G., Switzer, P.:* Enamel and cementum fluoride uptake from a glass ionomer cement. J Prosth Dent 52, 182 (1984)
[53] *Schmalz, G.:* Antimikrobielle Eigenschaften eines Zinkoxiposphat-Zementes und eines Glasionomer-Zementes mit und ohne Silberzusatz. Dtsch Zahnärztl Z 42, 628 (1987)
[54] *Schmalz, G., Schmalz, C., Rotgans, J.:* Pulpaverträglichkeit eines Glasionomerzementes und Zinkoxidphosphat-Zementes. Dtsch Zahnärztl Z 41, 806 (1986)
[55] *Sheth, P. J., Sheth, J. J., Jensen, M. E.:* Glass ionomer cements: to etch or not to etch? J Dent Res 67, 140 (1988)
[56] *Smith, D. C.:* Composition and characteristics of glass ionomer cements. J Am Dent Ass 120, 20 (1990)
[57] *Smith, D. C., Ruse, N. D.:* Acidity of glass-ionomer cements during setting and its relation to pulp sensitivity. J Am Dent Ass 112, 654 (1986)
[58] *Smith, G. E.:* Surface deterioration of glass-ionomer cement during acid etching: An SEM evaluation. Oper Dent 13, 3 (1988)
[59] *Sned, W. D., Looper, S. W.:* Shear bond strength of a composite resin to an etched glass ionomer. Dent Mater J 1, 127 (1985)
[60] *Stratmann, R. G., Berg, J. H., Donly, K. J.:* Class II glass ionomer-silver restorations in primary molars. Quintessence Int 20, 43 (1989)
[61] *Taleghani, M., Leinfelder, K. L.:* Ein neuer silberhaltiger Glasionomerzement für Aufbauten unter gegossenem Zahnersatz. Quintessenz 39, 1765 (1988)
[62] *Tjan, A. H. L., Morgan, D. L.:* Metal-reinforced glass ionomers: Their flexural and bond strength to tooth substrates. J Prosth Dent 59, 137 (1988)
[63] *Tyas, M. J., Beech, D. R.:* Clinical performance of three restorative materials for nonundercut cervical abrasion lesions. Aust Dent J 30, 260 (1985)
[64] *Voß, A., Hickel, R.:* Nachuntersuchung von zervikalen Glasionomerzement- und Kompositfüllungen. Dtsch Zahnärztl Z 43, 944 (1988)
[65] *Willershausen, B., Lemmen, C., Sonnabend, E.:* Versuche mit Glasionomerzement in der Zellkultur bei längerer Liegezeit. Dtsch Zahnärztl Z 42, 342 (1987)
[66] *Wilson, A. D., Kent, B. E.:* The glass-ionomer cement, a new translucent dental filling material. J Appl Chem Biotech 21, 313 (1971)
[67] *Wilson, A. D., McLean, J. W.:* Glasionomerzement. Quintessenz, Berlin, 1988
[68] *Woolford, M. J.:* Finishing glass polyalkenoate (glass-ionomer) cements. Br Dent J 165, 395 (1988)

Anschrift des Verfassers:
Dr. M. Hannig, Abteilung Zahnerhaltung, Zentrum Zahn-, Mund- u. Kieferheilkunde, Arnold-Heller-Str. 16, D-2300 Kiel 1.

Die lokale Gewebeverträglichkeit von Komposit-Kunststoffen

Von *G. Schmalz,* Regensburg

1   Einleitung

Die Entwicklung der Komposit-Kunststoffe kann man zurückverfolgen bis in das 19. Jahrhundert, als *von Reitenbacher* 1843 die Acrylsäure synthetisierte [8]. In der Folgezeit (Tab. 1) führte vor allem die Einführung der chemisch initiierten Polymerisation 1943, die Synthese des BIS-GMA-Matrixkunststoffes mit silanisierten Füllkörpern 1958 sowie die Einführung von UV-härtenden Füllungsmaterialien 1973 und von lichthärtenden Werkstoffen 1977 zu den heutigen Komposit-Konstruktionen [8].

Komposit-Werkstoffe bestehen aus dem Matrixkunststoff, anorganischen Füllern, einem Verbundsystem zwischen anorganischen Füllern und Matrixkunststoff sowie

Tabelle 1   Entwicklung der Komposit-Technologie (Auswahl) in Anlehnung an *Cook* et al. (1985) [8]

1843	Synthese der Acrylsäure (*von Reitenbacher*)
1901	Synthese und Polymerisation von Methylacrylat (PMMA)
1930	Verwendung von PMMA als Prothesenbasis
1943	Kaltpolymerisation (*Kulzer*)
1944	Füllungsmaterial auf Acrylat-Basis
1951	Zusatz von anorganischen Füllstoffen zu kaltpolymerisierenden Füllungsmaterialien (ohne chemische Bindung an die Matrix)
1955	Untersuchungen zur Verwendung von Epoxy-Kunststoffen als Füllungsmaterialien
1955	Schmelz-Ätz-Technik (*Buonocore*)
1958	Untersuchung über BIS-GMA-Kunststoff mit silanisierendem organischen Füllstoff (*Bowen*)
1963	Entwicklung von Epimidin-Kunststoffen (*Espe*)
1965	Entwicklung von Tri-N-butyl Boron (*Masuhara*)
1966	erste BIS-GMA-Komposite auf dem Markt
1970	UV-härtende Fissurenversiegler
1973	UV-härtende Komposite
1977	Mikrofüller (0,05 m) (Ivoclar)
1977	Einführung von Polyurethanen
1977	lichthärtende Komposite
1979	Vermarktung von Hybrid-Kompositen (Seitenzahngebiet)
1982	Inlay-Systeme auf Komposit-Basis

dem Härtersystem. Als Matrixkunststoffe werden meist das aromatische BIS-GMA und dessen Derivate oder das alphatische Urethandimethacrylat oder TEGMA* verwendet [8]. Obwohl BIS-GMA selbst keine Epoxygruppen enthält, können biologisch hochaktive Epoxyde als Verunreinigungen beim BIS-GMA auftreten [42].

Als Füllstoff (mind. 50 Gew.%) fanden zunächst Makrofüller mit einer mittleren Partikelgröße von ca. 30 µm, später Mikrofüller (0,05 µm), „neue" Makrofüller (0,5–5 µm) sowie Mischungen von Mikro- und neuen Makrofüllern in sog. Hybrid-Kompositen Verwendung. Durch die Verarbeitung verschiedener Ausgangssubstanzen für die „neuen" Makrofüller und bestimmter Partikelgrößen sowie durch verschiedenartige Kombinationen mit Mikrofüllern entstand eine große Palette unterschiedlicher Kompositkonstruktionen. Die chemische Verbindung zwischen Füller und Matrixkunststoff wird durch Silane hergestellt, die auf die Füllerpartikel aufgebracht an den Matrixkunststoff anpolymerisieren. In der Mehrzahl werden heute lichthärtende Komposite verwendet. Das Härtersystem besteht im wesentlichen aus Kampherchinon und Aminverbindungen [8].

In engem Zusammenhang mit Komposit-Kunststoffen sind Dentinkleber zu sehen. Heute auf dem Markt befindliche Präparate basieren meist auf Phosphatverbindungen mit (Scotch-Bond) oder ohne Halogene (Prisma Universal Bond), auf Isocyanaten (Dentin Protector), auf BIS-GMA-Kunststoffen sowie auf Methacrylaten, wie Hema** (Scotch-Bond II, Gluma). Bei letzteren Werkstoffen wird das Dentin vor ihrer Applikation mit Maleinsäure (Scotch-Bond II) oder EDTA (Gluma) vorbehandelt [62]. Gluma enthält neben Hema Glutaraldehyd. *Bowen* [59] entwickelte ein Dentinadhäsiv auf BIS-GMA-Basis, das in mehreren Schritten appliziert wird, wobei das Dentin mit 6,8%igem Eisenoxalat vorbehandelt werden muß. In anderen Fällen wird das Dentin mit 5% NaOCl touchiert [12].

Betrachtet man die Zusammensetzung der Komposit-Werkstoffe, der Dentinkleber und derjenigen Substanzen, die zur Vorbereitung des Dentins verwendet werden, so stellt man schon bei oberflächlicher Durchsicht fest, daß es sich zunächst theoretisch um eine heterogene Gruppe biologisch sehr aktiver Substanzen handelt.

---

 * Triethylenglykolmethacrylat
 ** Hydroxyethylmethacrylat

2 Indikation für Komposit-Werkstoffe

Wurden zu Beginn der Komposit-Ära diese Werkstoffe zusammen mit der Schmelz-Ätz-Technik vornehmlich für den Frontzahnbereich (Klasse III und IV, ggf. Klasse V) empfohlen, so erfolgte – vor allem in den letzten 10 Jahren – eine wesentliche Ausdehnung des Indikationsgebietes [62]: die Verwendung von Kompositen wird heute auch im Seitenzahnbereich (Klasse I und II) postuliert, als Befestigungszement [20], vor allem bei Inlays/Onlays/Teilkronen aus Keramik oder heißpolymerisiertem Komposit-Kunststoff [62], zur Fissurenversiegelung [64] und schließlich zur Therapie von hypersensiblen Zahnhälsen [45].

Durch diese enorme Ausdehnung des Indikationsgebietes von Komposit-Werkstoffen haben sich auch hinsichtlich der Gewebeverträglichkeit dieser Werkstoffe neue Probleme ergeben.

3 Gewebeverträglichkeit – Definition und Eingrenzung

Die Gewebeverträglichkeit eines Werkstoffes im allgemeinen beschreibt seine Eigenschaft, in der Wechselwirkung mit dem ihn umgebenden biologischen Milieu keine oder eine tolerierbare Gewebereaktion hervorzurufen [74]. Der lokale Aspekt der Gewebeverträglichkeit ist auf Reaktionen in unmittelbarer Nachbarschaft zum Werkstoff begrenzt, im Gegensatz zu einer systemischen Wirkung, bei der der Ort der Wirkung vom Ort der Applikation räumlich getrennt ist. Als Beispiel hierfür mag die Vergiftung nach Verschlucken einer Substanz gelten.

Die Beschränkung im vorliegenden Referat auf die lokale Gewebeverträglichkeit bedeutet nicht, daß systemische Gesichtspunkte von untergeordneter Bedeutung sind. Allerdings liegt im Augenblick das Forschungsschwergewicht eher auf den lokalen Erscheinungen.

Betroffen von möglichen Schädigungen sind Patienten und zahnärztliches Personal. Dabei kommen Komposit-Werkstoffe beim Patienten in langzeitigen Kontakt mit der Gingiva/Mundschleimhaut und mit dem Pulpa-Dentin-System. Beim zahnärztlichen Personal ist der Kontakt mit Komposit-Werkstoffen eher kurzfristig, dafür wiederholt. Betroffene Gewebe sind vornehmlich die Haut und die Augen.

4 Gefahren für die Gingiva/Mundschleimhaut

Eine entzündlich veränderte Gingiva in der Nachbarschaft von Komposit-Füllungen ist dem Zahnarzt nicht unbekannt (Abb. 1). Unklar ist jedoch im Einzelfall, ob diese entzündliche Reaktion der Gingiva Ausdruck einer materialeigenen Toxizität oder vielmehr einer vermehrten Plaqueansammlung auf dem Komposit-Kunststoff ist [66]. Die materialeigene Toxizität, d. h. die durch eine aus dem Werkstoff herausgelöste chemische Substanz bedingte Zellschädigung, kann in Zellkulturen oder im Tierversuch, z. B. durch Implantation in Weichgewebe wie subkutanes Bindegewebe und Muskulatur, ermittelt werden.

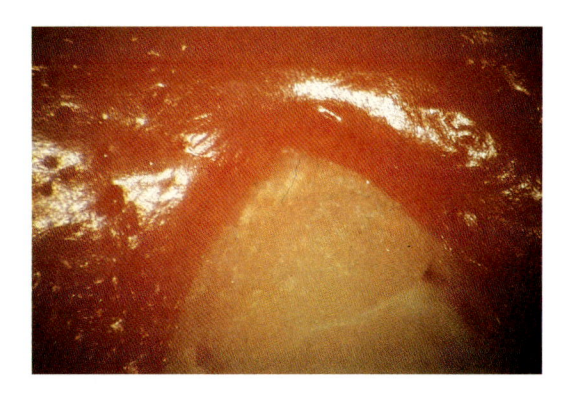

Abb. 1 Entzündlich veränderte Gingiva neben einer Komposit-Füllung

4.1 Toxizität von Komposit-Kunststoffen

Mittels verschiedener Zellkulturverfahren und Organkulturen wird in vitro die Zytotoxizität bestimmt. Selbst bei sehr unterschiedlichen Versuchsansätzen zeigt sich immer wieder, daß Komposit-Kunststoffe zytotoxische Eigenschaften besitzen (Abb. 2), in nicht-polymerisiertem Zustand mehr als in polymerisiertem [27, 37, 74, 77]. Diese Zytotoxizität ist auch 2 Jahre [89] und 4 Jahre [27] nach der Polymerisation noch nachweisbar und dabei in der Regel vergleichsweise geringer als diejenige von frisch angemischtem, jedoch höher als diejenige von vollständig abgebundenem Zinkoxyphosphatzement [74].

Ein ähnliches Verhalten zeigen Komposit-Werkstoffe auch nach Implantation in das subkutane Bindegewebe der Ratte [3, 75] und in die paravertebrale Muskulatur von Kaninchen [73]. Auch hier wurde eine insgesamt vergleichsweise milde Reaktion des umgebenden Gewebes beobachtet, die vergleichsweise geringer ausfiel als in Kontakt mit frisch angemischtem, jedoch stärker als in Kontakt mit vollständig ausgehärtetem Amalgam [73].

Die lokale Gewebeverträglichkeit von Komposit-Kunststoffen 93

Abb. 2 a) Zytotoxische Reaktion auf ein Komposit (Brilliant Lux, Coltène), mittelgroßer Reaktionshof zeigt moderate Toxizität an (runder Prüfkörper = Testmaterial, länglicher Prüfkörper = toxisches Kontrollmaterial)

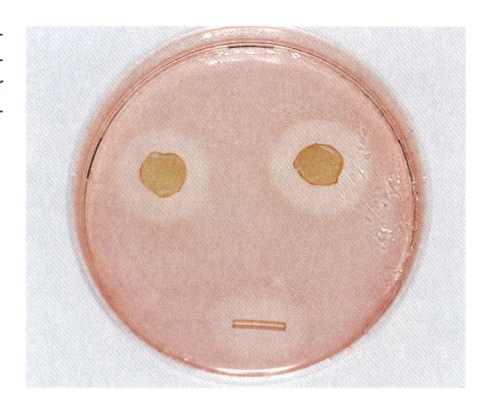

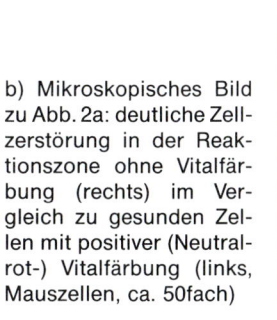

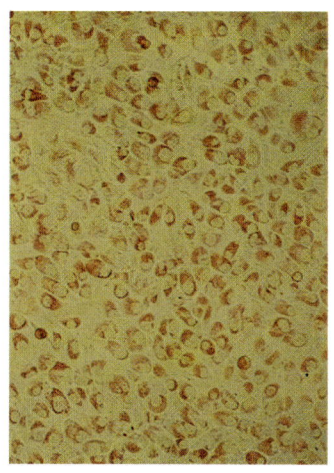

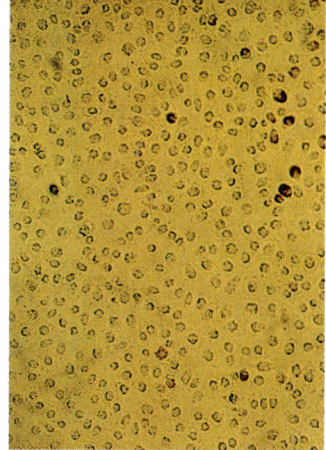

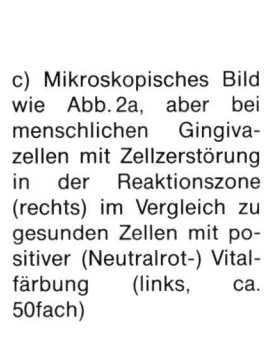

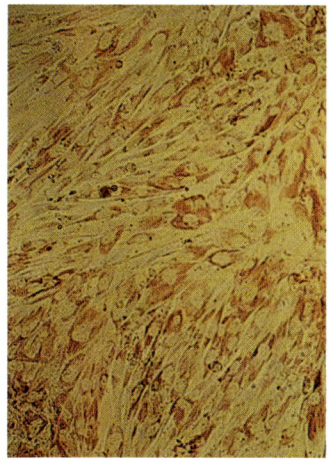

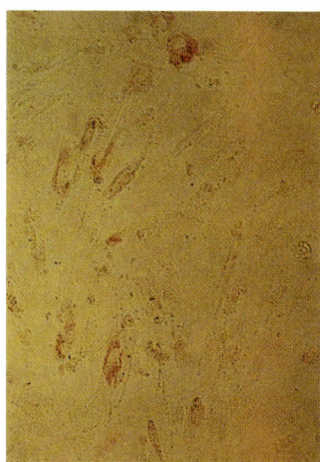

b) Mikroskopisches Bild zu Abb. 2a: deutliche Zellzerstörung in der Reaktionszone ohne Vitalfärbung (rechts) im Vergleich zu gesunden Zellen mit positiver (Neutralrot-) Vitalfärbung (links, Mauszellen, ca. 50fach)

c) Mikroskopisches Bild wie Abb. 2a, aber bei menschlichen Gingivazellen mit Zellzerstörung in der Reaktionszone (rechts) im Vergleich zu gesunden Zellen mit positiver (Neutralrot-) Vitalfärbung (links, ca. 50fach)

Bei der Übertragung dieser Ergebnisse auf die Mundhöhle des Patienten muß man die unterschiedliche Empfindlichkeit von Zellkulturen und Versuchstieren einerseits und der Gingiva des Patienten andererseits berücksichtigen sowie eine mögliche Verdünnung der aus dem Werkstoff herausgelösten toxischen Substanzen durch den Speichel. Vor allem muß die bakterielle Besiedlung der Mundhöhle in Betracht gezogen werden. Neben der materialeigenen Toxizität sollte daher auch der materialeigene Einfluß auf die Plaquebildung untersucht werden.

4.2 Plaqueanlagerung an Komposit-Werkstoffe

In Monokulturen von Strep. mutans (Abb. 3) konnte in vitro gezeigt werden, daß das Bakterienwachstum unter bestimmten Umständen durch Komposit-Werkstoffe gesteigert wird [71]. Es konnte weiter nachgewiesen werden, daß Methylmethacrylat-Monomer und Dimethylparatoluidin (Abb. 4), ein im Rahmen des Härtersystems verwendetes tertiäres Amin, in der Lage sind, in sehr niedrigen Konzentrationen das Bakterienwachstum einer Strep.-mutans-Kultur zu fördern [72].

Die Bestimmung der Plaquebildung auf Komposit-Werkstoffen zeigte, daß sich auf älteren, makrogefüllten Präparaten mit unzureichend polierbarer Oberfläche deutliche Mengen von Plaque ansammelten, was jedoch auch bei modernen hochglanzpolierbaren Kompositen der Fall war [14, 18, 84, 85].

Komposite besitzen somit neben einer materialeigenen, moderaten Toxizität auch die Fähigkeit, das Bakterien- und Plaque-Wachstum zu fördern. Welcher der beiden Eigenschaften am Patienten die größere Bedeutung zukommt, müssen klinische Studien belegen.

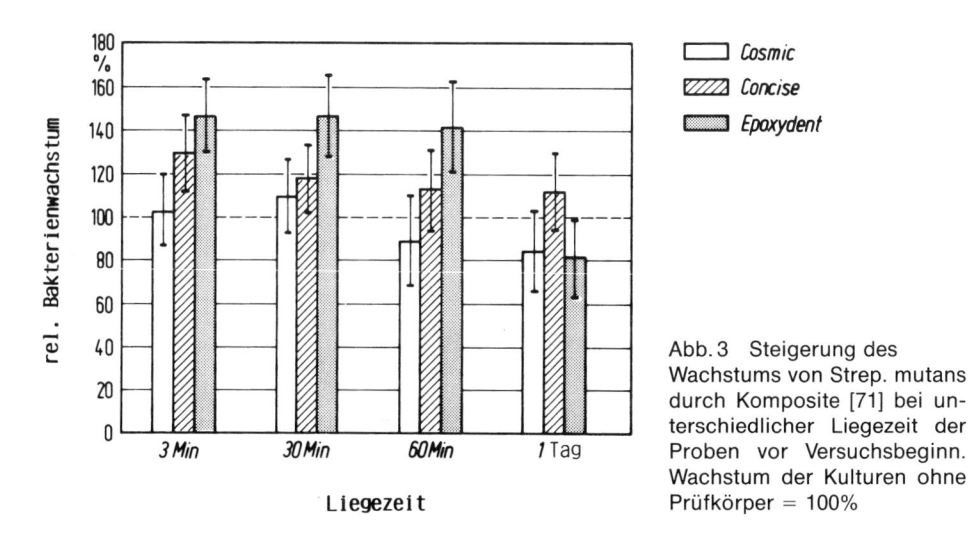

Abb. 3 Steigerung des Wachstums von Strep. mutans durch Komposite [71] bei unterschiedlicher Liegezeit der Proben vor Versuchsbeginn. Wachstum der Kulturen ohne Prüfkörper = 100%

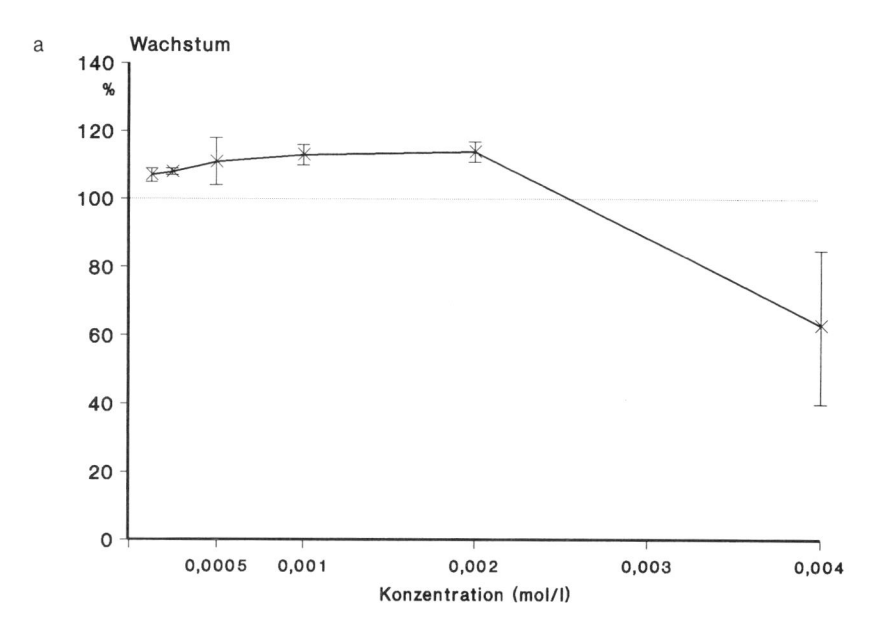

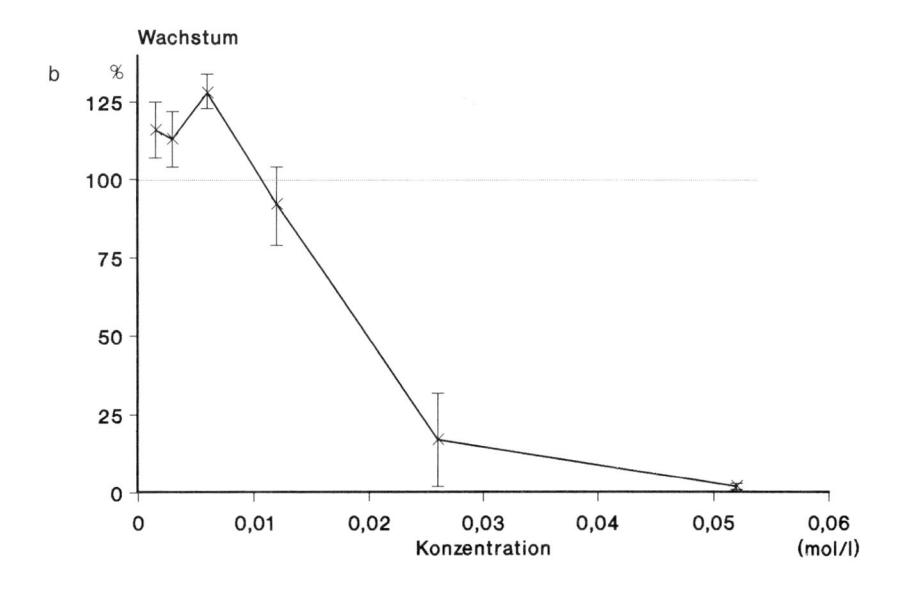

Abb. 4a) Einfluß von Methylmethacrylat-Monomer auf das Wachstum von Strep. mutans. Wachstum der Kulturen ohne Prüfsubstanz = 100%

Abb. 4b) Einfluß von Dimethylparatoluidin auf das Wachstum von Strep. mutans. Wachstum der Kulturen ohne Prüfsubstanz = 100%

4.3 Klinische Untersuchungen

Die insgesamt moderate Toxizität der Komposit-Kunststoffe zeigte sich auch in der Klinik: Komposit-Partikel, die beim Polieren (Klasse-V-Kavität) in die Gingiva „implantiert" wurden, riefen dort in einem Fall nach 3 Monaten [55], in einem anderen nach 15 Jahren [82] einen kleinen weißlichen Knoten an der Gingiva hervor, der histologisch als Fibrose bei sehr geringer Entzündung ohne Fremdkörperriesenzellen charakterisiert war [55]. Dementpsrechend war die Sulkusfluid-Fließrate in der Nachbarschaft von Kompositen im Vergleich zum Schmelz bei optimaler Mundhygiene der Patienten nur geringfügig erhöht. Klinisch war kein Unterschied im Erscheinungsbild der Gingiva erkennbar [13]. Wurde jedoch die Zahnpflege eingestellt, zeigte die Gingiva in Kontakt mit dem Komposit stärkere Entzündungserscheinungen als diejenige, die nur Kontakt zum Schmelz hatte, unabhängig von den verschiedenen Rauhigkeitsgraden der jeweiligen Komposit-Oberflächen [13]. Untersuchungen von *Hammer* und *Hotz* [29] zur Beeinträchtigung der Gingiva durch sub- oder supragingivale Lage des Füllungsrandes lassen ebenfalls vermuten, daß vermehrte Plaqueanlagerung an Kompositen für die Gingivaentzündung verantwortlich ist.

Schwierig zu beurteilen sind Beobachtungen von *Lind* [47], der bei 17 Patienten in der Nachbarschaft von Komposit-Füllungen z. T. erosive Formen eines Lichen beobachtet hat. Von den Patienten hatten bereits 8 die Erkrankung neben Amalgamfüllungen. Nachdem diese durch Komposite ersetzt worden waren, kam es zur Remission, jedoch trat der Lichen nach einigen Monaten erneut auf. Bei 5 Patienten wurde ein Allergietest durchgeführt, 3 reagierten positiv auf Formaldehyd, eine Substanz, die in Kompositen vorkommt [59]. Bei 13 Patienten wurden die Komposite durch Goldinlays ersetzt: 6 Patienten zeigten eine totale, 5 Patienten eine partielle Remission.

Die Zahl der in der Literatur vorliegenden Berichte einer allergischen Reaktion von Patienten auf Komposite [49, 57, 58] ist in Relation zu der enormen Verbreitung dieser Werkstoffe gering. Am Ende dieses Beitrages wird noch auf die entsprechende Gefährdung des zahnärztlichen Personals eingegangen werden.

4.4 Praktische Konsequenz

Die materialeigene Toxizität führt augenscheinlich zu klinisch nicht relevanten Auswirkungen auf die Gingiva; das größte Problem hinsichtlich der Gefährdung der Gingiva ist somit die Eigenschaft der Komposite, vermehrt Plaque anzulagern. Die subgingivale Lage des Füllungsrandes sollte daher – so es die klinische Situation zuläßt – vermieden werden. Außerdem ist der Patient darauf hinzuweisen, daß gute Zahnpflege auch und insbesondere nach Applikation von Komposit-Füllungen zur Vermeidung/Reduktion einer Gingivaentzündung (und auch von Sekundärkaries) unerläßlich ist.

5 Gefahren für die Pulpa

Jedem Zahnarzt ist die Gefahr einer Schädigung der Pulpa durch Komposit-Füllungen geläufig. Insbesondere wenn die Kavität nicht allseits von – anätzbarem – Schmelz umgeben ist (z. B. Klasse II, Einzementieren) klagen manche Patienten über Empfindlichkeiten (Aufbiß, heiß/kalt) im Anschluß an die Applikation des Komposits [53]. Auf lange Sicht können sich in ungünstigen Fällen auch am Rande der Komposit-Füllung oder darunter ausgedehnte kariöse Läsionen entwickeln, die vielfach ohne Schmerzen auftreten. Eine Pulpaschädigung muß hier allein aufgrund der vorliegenden Dentinkaries angenommen werden [46].

Somit bedeuten Komposite nicht nur – wie anfänglich ausgeführt – theoretisch eine Gefährdung für die Pulpa, sondern dies wird auch durch die praktische Erfahrung bestätigt. Bei der quantitativen Erfassung der Pulpaschädigung treten naturgemäß methodische Probleme auf, auf die in der Folge näher einzugehen ist.

5.1 Toxizität von Komposit-Kunststoffen/Dentinklebern

BIS-GMA ist in der Lage, Kollagen (Typ I), wie es im Dentin vorkommt, zu degenerieren und somit – indirekt – eine Pulpaschädigung zu bewirken. Insgesamt wurde allerdings die Toxizität von Komposit-Werkstoffen – wie bereits erwähnt – recht einheitlich als eher moderat beschriebenen. Dentinkleber hingegen zeigen ein sehr unterschiedliches Bild. Untersuchungen auf Zellkulturen (Abb. 5) mit

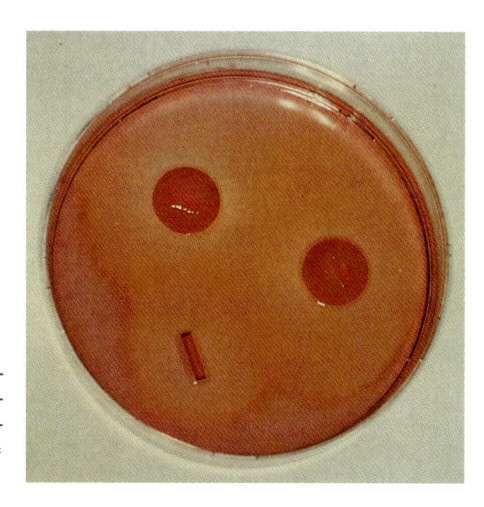

Abb. 5 Zytotoxische Reaktion auf einen Dentinkleber auf Chlorphosphat-Basis: großer Reaktionshof zeigt hohe Toxizität an (runde Prüfkörper = Testmaterial, länglicher Prüfkörper = toxisches Kontrollmaterial)

verschiedenen Zellstämmen und unterschiedlichen Auswertungsmethoden belegen, daß manche Kleber auf Isocyanatbasis (Dentinadhäsit/Dentinprotector) nicht oder kaum zytotoxisch sind, Kleber auf Chlorphosphatbasis (z. B. Scotch-Bond) hingegen sich deutlich zellschädigend verhalten oder (z. B. Clearfil) ausgesprochen toxisch sind [3, 70, 77], und dies gilt für manche Präparate bis zu 2 Jahre nach Polymerisation [89].

Bei einer Übertragung der vorliegenden Ergebnisse auf den Patienten sind allerdings zwei Faktoren zu berücksichtigen:

- die Diffusion toxischer Substanzen durch Schmierschicht/Dentin und
- der Einfluß von Kompositen auf das Bakterienwachstum zwischen Füllungsmaterial und Kavitätenboden.

5.2 Diffusion

Damit eine primär toxische Substanz nach dem Aufbringen auf das Dentin eine Pulpareaktion hervorrufen kann, muß sie durch das Dentin diffundieren. Dentin ist nach der Präparation mit einer Schmierschicht bedeckt (Abb. 6), die zwar nicht dicht ist, aber ein Diffusionshindernis darstellt [81]. Auch Dentin per se ist ein Diffusionshindernis, obwohl es von Odontoblastenfortsätzen durchzogen ist [60]. Manche Substanzen (z. B. Zinkionen) werden an Dentin gebunden [51], andere (z. B. manche Dentinkleber) führen zu einer Verringerung der Dentinpermeabilität [15, 61]. Säuren können im Kontakt mit dem Dentin neutralisiert werden und ihre toxischen Eigenschaften verlieren [52]. Eugenol ist schwer wasserlöslich, die in der Pulpa gemessene Konzentration liegt um zwei Zehnerpotenzen unter derjenigen am Kavitätenboden. Daher ist diese Substanz in direktem Kontakt mit der Pulpa (und z. B. auch mit Muskelgewebe oder Zellkulturen) toxisch [76], bei geschlossener Dentindecke jedoch unschädlich [44]. Die Permeabilität des Dentins

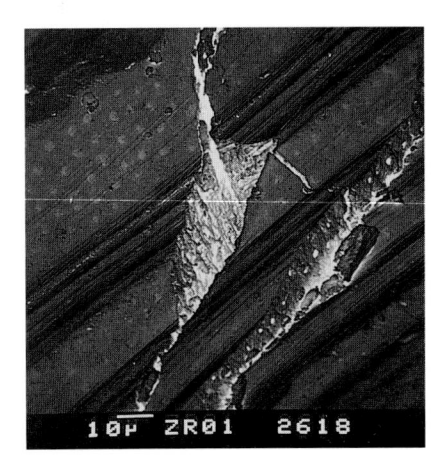

Abb. 6 Mit Schmierschicht bedecktes Dentin nach Kavitätenpräparation

ist außerdem unterschiedlich: pulpafern ist sie wesentlich geringer als pulpanah [61]. Hinzu kommt eine Sklerosierung von Dentin unterhalb einer kariösen Läsion [83].

Dies alles beeinflußt naturgemäß die Auswirkung der materialeigenen Toxizität von Kompositen auf die Pulpa und führt zu einer starken Einschränkung der Wertigkeit von reinen Toxizitätswerten als Basis für die Risikoabschätzung einer Pulpaschädigung [43]. Erste Versuche, die Toxizität von Kompositen nach Diffusion durch Dentinscheiben zu bestimmen, [31, 40] zeigten, daß Komposite in diesen Versuchsansätzen nur bei sehr geringer Diffusionsstrecke (weniger als 0,5 mm) eine Zellschädigung bewirkten. Ähnliches gilt für Säuren. Durch ihre Anwendung kann jedoch die Permeabilität des Dentins und damit die Empfindlichkeit gegenüber toxischen Substanzen erhöht werden [32].

Es wurde bereits darauf hingewiesen, daß Komposite auch ein gutes Substrat für das Bakterienwachstum darstellen. Dies kann nicht nur zu einer Gingivitis, sondern auch zu einer Pulpitis führen, wenn Bakterien durch einen kontraktionsbedingten Spalt zwischen Füllung und Kavitätenwand zum Kavitätenboden gelangen.

5.3 Randspalten und Pulpagefährdung

Durch einen adhäsiven Verbund zwischen Komposit-Werkstoff und Schmelz mittels Schmelz-Ätz-Technik können auch auf lange Sicht weitgehend randspaltfreie Füllungen erzielt werden [6]. Anders verhält es sich, wenn kein Schmelz zur Haftung verfügbar ist (Abb. 7). Die Kräfte, die bei der Polymerisationsschrumpfung von Kompositen (Wand-zu-Wand-Kontraktion) [6, 56] auftreten, übersteigen die übliche Adhäsion dieser Werkstoffe am unbehandelten Dentin. Dies kann auch durch Wasseraufnahme und die daraus resultierende Quellung des Komposits nicht oder nur unvollständig ausgeglichen werden [8]. Hinzu kommt der im Vergleich zu Zahnhartsubstanzen hohe thermische Expansionskoeffizient. Das Ein-

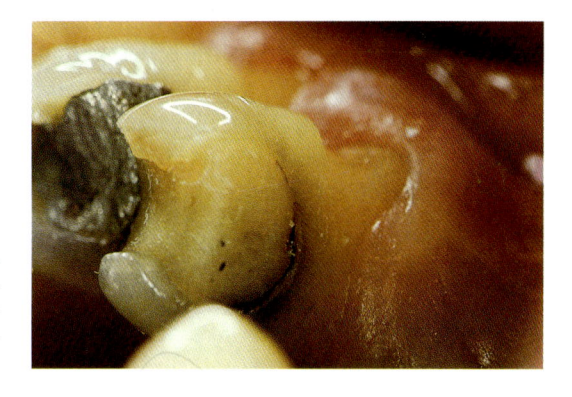

Abb. 7 Randspaltprobleme bei Klasse-II-Komposit-Füllungen treten oft im approximal-zervikalen Bereich – insbesondere bei ungenügender Verarbeitung – auf

wandern von Bakterien in den so entstandenen Spalt zwischen Komposit-Füllung und Kavitätenboden konnte mehrfach nachgewiesen werden [9, 26, 39, 92].

Andererseits konnte verschiedentlich gezeigt werden, daß die Pulpareaktion selbst in direktem Kontakt des Markorgans mit dem Komposit wesentlich geringer ausfiel, wenn Spaltbildung und bakterielle Kontamination vermieden werden konnten [9, 92]. Daraus kann geschlossen werden, daß auch Randspalten und Bakterien am Kavitätenboden für eine Pulpareaktion nach Applikation von Kompositen verantwortlich gemacht werden müssen, ebenso wie für Sekundärkaries [34, 53].

Verschiedene Methoden wurden beschrieben, um eine Spaltbildung zum Dentin zu verhüten. Durch schichtweises Einbringen lichthärtender Komposite werden Randspalten jedoch nur verringert, nicht beseitigt [11, 23]. Eine andere Möglichkeit besteht darin, direkt oder indirekt hergestellte Inlays aus Komposit (oder Keramik) mittels eines Komposit-„Zementes"* einzusetzen. Die Menge des schrumpfenden Materials ist durch den geringen Spalt zwischen Inlay und Kavität auf ein Minimum reduziert, Gleiches wird für die Polymerisationsschrumpfung erwartet [3, 25]. Allerdings wurde beschrieben, daß das Kontraktionsverhalten von Kompositen in engen Spalten anderen Gesetzmäßigkeiten folgt als bei Füllungen und daß es in ersterem Fall zu hohen Spannungen kommt [21], was als Ursache für die klinische beobachteten Schmerzen angesehen werden kann.

Eine weitere Möglichkeit, Spalten zwischen Komposit und Dentin zu vermeiden, besteht in der Verwendung von Dentinklebern. Die Kräfte, die bei der Polymerisationsschrumpfung auftreten, liegen bei ca. 30 MPa, werden jedoch z. T. durch die Viskosität des Komposits in der Abbindephase ausgeglichen [11]. Komposite zusammen mit Dentinklebern haften am Dentin in vitro mit ca. 3–9 MPa (Phosphatester) oder 14–19 MPa (Hema-Präparate) [3]. Letztere Werte liegen im Bereich der Schmelz-Ätz-Technik. Die Frage ist, ob die Kleber – vor allem auf lange Sicht – unter physiologischen Bedingungen stabil bleiben und nicht hydrolytisch gespalten werden [50].

Vielfältige In-vitro- und In-vivo-Untersuchungen zeigen somit, daß durch Dentinkleber die Spaltbildung – in unterschiedlichem Umfang – verringert, jedoch insgesamt nicht gänzlich vermieden werden kann [3, 7, 12, 17, 30, 33, 36]. Gleiches gilt für die Kombination von Schichttechnik und Dentinkleber [2, 23]. Andererseits gibt es keinen allgemein anerkannten Standard, in dem festgelegt wird, „wieviel Randspalt" noch tolerierbar ist und wieviel nicht [10]. Man muß daher auch bei Verwendung der Schichttechnik, dem Einzementieren von Inlays mit Komposit, der Verwendung von Dentinklebern oder bei der Kombination dieser Möglichkei-

---

* Obwohl diese Werkstoffe in Analogie zu konventionell befestigten Inlays/Kronen zuweilen als „Zemente" bezeichnet werden, ist dieser Begriff im strengen Sinne hier nicht korrekt, da das Abbinden dieser Kunststoffe nicht in Form einer ionischen Reaktion (wie bei Zementen), sondern als Polymerisation erfolgt.

ten zunächst noch mit einer möglichen Gefährdung der Pulpa durch Bakterien am Kavitätenboden rechnen, wenn der Kavitätenrand im Dentin liegt, bis experimentell das Gegenteil gezeigt werden kann. Inwieweit die Sandwich-Technik, die insbesondere bei Klasse-II-Kavitäten technisch sehr aufwendig ist, eine Verbesserung bedeutet, bleibt abzuwarten. Verhältnisse in Klasse-V-Kavitäten können jedoch nicht ohne weiteres auf das Seitenzahngebiet mit seiner anderen Kavitätengeometrie übertragen werden [11].

Spaltbildung, Bakterienwachstum und Diffusionsprobleme machen es somit nach heutigem Kenntnisstand unmöglich, aufgrund von physikalischen Eigenschaften und Ergebnissen zur materialeigenen Toxizität von Kompositen auf die Schädigung der Pulpa zu schließen. Vielmehr erscheinen nur Untersuchungen der Pulpa selbst geeignet, die wahre Gefahr für das Markorgan durch Komposite abschätzen zu können. Um bei relativ kurzer Behandlungszeit auf einen langfristigen Effekt extrapolieren zu können, ist die histologische Untersuchung der entsprechenden Pulpa unerläßlich. Die Verwendung menschlicher Zähne, z. B. solcher, die aus kieferorthopäischen Gründen extrahiert werden müssen, ist technisch aufwendig, und zudem sind diese Zähne nicht immer in der erforderlichen Zahl verfügbar. Aus diesem Grund wird oftmals auf Tiermodelle zurückgegriffen [44, 54, 74].

5.4 Histologische Untersuchungen zur Pulpaschädigung

Vielfältige Pulpastudien an verschiedenen Versuchstieren zur Verträglichkeit von Komposit-Kunststoffen (Übersicht bei *Geurtsen* [27] und *Schmalz* [74]) haben gezeigt, daß die ersten nach dem Komposit-Prinzip aufgebauten Kunststoffe Pulpaschäden hervorriefen, die denjenigen auf Silikatzement vergleichbar waren. Weiterentwicklungen mit Einführung neuer Füllertechnologien und Härtersysteme führten demgegenüber zu geringeren, aber noch deutlich erkennbaren Pulpaalterationen, wenn keine Unterfüllung verwendet wurde. Diese Ergebnisse konnten auch mit neueren Kompositen weitgehend bestätigt werden [4, 38, 88, 93]. Bei Verwendung einer geeigneten Unterfüllung traten keine Pulpareaktionen auf [5, 38, 93]. In den meisten Fällen wurden jedoch – wenn entsprechende Spezialuntersuchungen angestellt wurden – zwischen Komposit-Füllungen und Kavitätenboden Bakterien gefunden, wenn keine Unterfüllung verwendet wurde [38].

Nach Applikation von Säure auf Schmelz und Dentin und anschließender Versorgung der Kavität mit Komposit-Kunststoff wurden vor allem beim Vorliegen tiefer Kavitäten deutliche Pulpaveränderungen am Versuchstier [64, 78, 87] und beim Menschen [91] beobachtet (Abb. 8). Andere Autoren [48] fanden dagegen in solchen Fällen eher moderate Pulpareaktionen, bzw. [41] keine Pulpaveränderung. Eine Erklärung für diese sehr unterschiedlichen Ergebnisse mag darin bestehen, daß die Reaktion der Pulpa von der Kavitätentiefe abhängig ist [26]. Untersuchun-

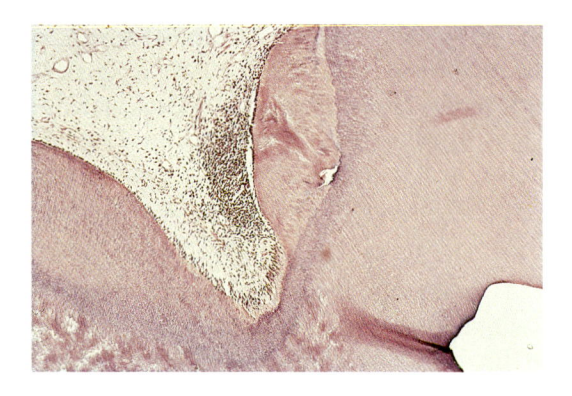

Abb. 8 Pulpareaktion nach Applikation von Säure und Komposit auf ungeschütztes Dentin, 90 Tage nach Applikation (Vergr. ca. 40×)

gen zur Penetration des Dentins durch Säuren haben gezeigt, daß bei tiefen Kavitäten eine Gefahr für die Pulpa besteht [24, 52], insbesondere bei jugendlichen Zähnen [26]. Hier führen Komposit-Kunststoffe aufgrund ihrer materialeigenen Toxizität zu einer Pulpaschädigung, die Applikation von Säuren wirkt entsprechend verstärkend. In mittleren Kavitäten kommt die toxische Wirkung von Kompositen nicht in dem Maße zum Tragen. Die Applikation von Säuren kann in gewissen Fällen sogar die Spaltbildung reduzieren, wenn die Kavität allseits von Schmelz umgeben ist, eine bakteriell bedingte Pulpaschädigung wird somit verhindert.

Dentinkleber führen in mittleren und flachen Kavitäten im Vergleich zu Versuchen ohne Adhäsiv-Technik (und ohne Unterfüllung) zu einer geringeren Pulpareaktion [16, 22, 39, 61]. Dies ist wohl darauf zurückzuführen, daß der Spalt zwischen Komposit und Kavitätenboden reduziert wird. Manche Autoren finden nach Applikation von Dentinklebern keine Pulpareaktion [16, 86], was mit einer durch unlösliche Reaktionsprodukte [16] bedingten verringerten Dentinpermeabilität erklärt wird [61]. Inwieweit jedoch die Klebewirkung von Dauer ist, muß heute noch angezweifelt werden. Tierversuche haben gezeigt, daß nach ca. 1/2 Jahr trotz Dentinkleber Bakterien unter der Komposit-Füllung mit konsekutiver Pulpareaktion zu beobachten waren [35, 62]. In sehr tiefen Kavitäten appliziert, riefen Dentinkleber wiederum – wahrscheinlich wegen der zum Teil hohen Toxizität – eine deutliche Pulpareaktion hervor [15, 39]. Bei Verwendung einer Unterfüllung war das nicht der Fall [39].

5.5 Klinische Untersuchungen

Klinische Untersuchungen können bei einer Beobachtungsdauer von wenigen Monaten oft nur ein unzureichendes Bild von der wahren Pulpaerkrankung vermitteln, da diese meist chronisch, d. h. zunächst ohne klinisch erkennbare Symptome, verläuft. In manchen Fällen treten jedoch solche Symptome auf. So wird nach

Verwendung von Kompositen im Seitenzahnbereich (Klasse II) von postoperativer Empfindlichkeit oder gar Schmerzen berichtet [53]. Mögliche Ursachen sind auch hier Spalten an der zervikalen – nicht von Schmelz begrenzten – Stufe, durch die Speichel und Bakterien zwischen Füllung und Kavitätenboden eindringen können.

Auch nach dem Einzementieren von Inlays, Onlays oder Teilkronen aus Keramik bzw. Komposit traten in manchen Fällen Schmerzen auf [68]. Spannungen im Komposit, das zum Einzementieren verwendet wurde, können möglicherweise die Ursache sein [21]. Durch Verwendung von geeigneten Dentinklebern bzw. eines entsprechenden Kavitätenlackes (Dentinprotektor) kann diese Schmerzhaftigkeit reduziert werden.

5.6 Praktische Konsequenzen

Die materialeigene Toxizität der Komposite spielt als Ursache für eine Pulpaschädigung in tiefen Kavitäten eine wesentliche Rolle. Außerdem ist eine Pulpaeröffnung in solchen Fällen nicht sicher auszuschließen. Aus diesen Gründen ist eine Unterfüllung mit Abdeckung des tiefsten Bereiches einer solchen Kavität durch ein Kalzium-Hydroxid-Präparat (wir bevorzugen eine Suspension/Paste) unbedingt empfehlenswert. Hinzu kommt jedoch die Gefahr einer bakteriellen Invasion durch einen Spalt zwischen Komposit und Kavitätenboden, wenn die Kavität nicht allseits von Schmelz umgeben ist. Dies kann sich bereits bei einer mittleren Kavität nachteilig für die Pulpa auswirken. Als Schutz kann hierbei wieder die klassische Unterfüllung dienen. Die Schmelz-Ätz-Technik sollte zur primären Verhütung von Spaltbildungen auch im Sinn einer Pulpitisprophylaxe in geeigneten Fällen angewendet werden. Das Anätzen einer Unterfüllung aus Glasionomerzement im Rahmen der Schmelz-Ätz-Technik wird heute – vor allem bei Klasse-II-Kavitäten – abgelehnt.

Dentinkleber – insbesondere die neue Generation – können u. U. eine wesentliche Reduktion des Spaltes bewirken. In tiefen Kavitäten sollten sie jedoch wegen ihrer materialeigenen Toxizität nicht ohne vorhergehende Abdeckung des tiefsten Teils dieser Kavität (s. o.) angewendet werden. Ansonsten müssen – augenblicklich noch fehlende – klinische Langzeitstudien belegen, ob diese Klebesysteme letztlich empfohlen werden können oder nicht.

Auch die Schichttechnik ist wegen der Reduktion des Spalts zwischen Komposit und Kavitätenboden empfehlenswert, wenn ein ausreichender Verbund zwischen den einzelnen Schichten sichergestellt ist [90].

Die Touchierung der Kavität vor Applikation des Komposits mit einer antibakteriell wirksamen Substanz (z. B. Chlorhexidin) reicht allein für eine langzeitige

Vermeidung von Bakterienwachstum unter Komposit-Kunststoffen bei Spaltbildung auf jeden Fall nicht aus [80]. Auch ist die Applikation von Chlorphosphat-Dentinklebern kein ausreichender Schutz des Dentins gegenüber Säure [19].

6 Gefahren für das zahnärztliche Personal

6.1 Kontaktdermatitis

In der Literatur wird in letzter Zeit auf die Gefahr der allergischen Reaktionen auf Komposite im Sinne einer Kontaktdermatitis (Abb. 9) hingewiesen. *Kanerva* et al. beschrieben 7 Fälle einer solchen Kontaktdermatitis bei 6 Helferinnen und einem Zahnarzt. Hier lagen allergische Reaktionen gegenüber aromatischen und aliphatischen Monomeren vor [42]. Die allergenen Substanzen scheinen sogar Latex-Handschuhe (Abb. 10) zu durchdringen [67], einen möglichen Schutz stellen PVC-Handschuhe dar [42].

Afsahi et al. [1] beschreiben Fälle von Kontaktdermatitis auf kieferorthopädische Kleber. Auch für diese Substanzen ist Latex permeabel und kann sogar die Toxizität der Substanzen erhöhen [1]. Im Sinne einer Vorbeugung sollte daher primär jeder Kontakt von Kompositen mit der Haut – soweit praktisch möglich – vermieden werden.

Neben Monomeren kann als weitere Ursache für die allergische Reaktion Formaldehyd angesehen werden. Diese Substanz findet man bei abgebundenen Kompositen bis zu 115 Tagen nach der Polymerisation, insbesondere wenn sie gegen Luft ausgehärtet werden und eine sauerstoffinhibierte Deckschicht aufweisen. Formaldehyd entsteht wahrscheinlich als Oxidationsprodukt bei der Polymerisation [59]. Insgesamt jedoch erscheint bei der doch sehr verbreiteten Anwendung von Komposit-Werkstoffen ihr allergenes Potential gering zu sein, da – jedenfalls bislang – nur wenige Angaben darüber in der Literatur (s. o.) zu finden sind.

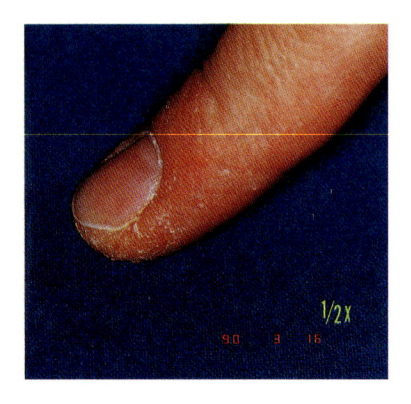

Abb. 9 Verdacht auf Kontaktdermatitis bei einem Zahnarzt

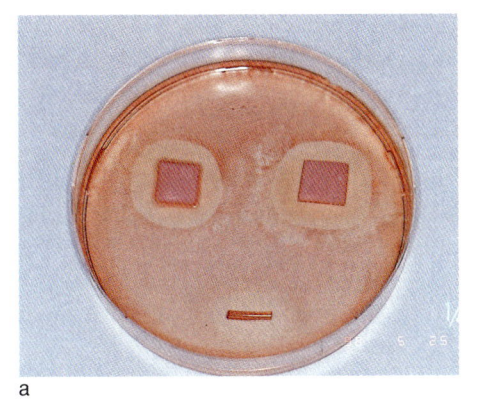

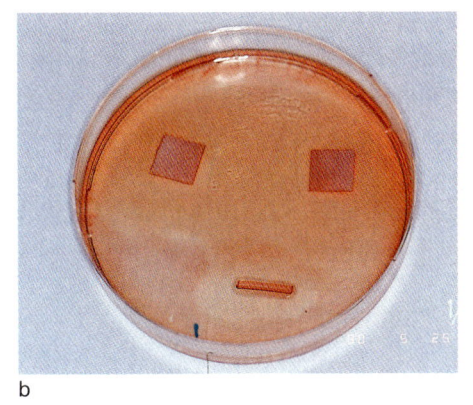

Abb. 10a) Zytotoxische Reaktion auf Latex-Handschuhe: mittelgroßer Reaktionshof zeigt moderate Zytotoxizität an

Abb. 10b) Zytotoxische Reaktion auf einen Dentinkleber, der auf Latex appliziert wurde: großer Reaktionshof zeigt hohe Toxizität der Dentinkleber an. Latex ist kein Schutz

6.2 Gefährdung der Augen

Komposite werden heute vornehmlich durch Licht ausgehärtet. UV-Anteile sind weitestgehend eliminiert, so daß von dieser Seite keine Gefahr zu erwarten ist. Bei hoher Intensität und langer Bestrahlung durch sichtbares Licht kann jedoch die Netzhaut auch durch Hitzeentwicklung geschädigt werden [69]. *Rupp* [69] stellte die unbedenklichen Betriebszeiten für entsprechende Lichthärtungsgeräte aus der Literatur zusammen (Tab. 2).

Tabelle 2   Unbedenkliche Betriebszeiten von Polymerisationslampen für die Augen, nach *Rupp* [69] aus der Literatur zusammengestellt

Handelsname	Lichtübertragung	Unbedenkliche Betriebszeit	
		Blaulicht	Hitze
Command	Glasfaser	8,9 min	31 min
Elipar	Glasstab	7,9 min	2+ Std
Fiber-Lite	Glasfaser	4,3 min	6,0 min
Insight II	Glasfaser	12,0 min	6,5 min
Kavo/Vivon „DLS"	Glasfaser	7,8 min	5,7 min
Optilux	Glasstab	2,4 min	23 min
Prisma-Lite	Glasfaser	13,0 min	2 Std
Spectra-Lite	Glasfaser	31,0 min	1 Std
Translux	Flüssigkeit	31,0 min	1 Std
Visar 2	Glasfaser	2 Std	47 min

Mutagene Eigenschaften von Licht, das zur Aushärtung von Kompositen verwendet wird, kann an Bakterienkulturen nachgewiesen werden, jedoch erst nach mehrstündiger Bestrahlung [79].

Insgesamt scheinen die für eine Gewebeschädigung erforderlichen Bestrahlungszeiten zu lang, als daß eine Schädigung für zahnärztliches Personal wahrscheinlich wäre. Trotzdem wird von manchen Autoren [69] das Tragen einer Schutzbrille empfohlen, was jedoch in der Praxis auf erhebliche technische Probleme stößt. Der neuerdings vom Hersteller der Lichthärtungsgeräte mitgelieferte Blendschutz erscheint praktischer.

7 Schlußfolgerung

Die lokale Gewebeverträglichkeit von Komposit-Kunststoffen und Dentinklebern ist aufgrund theoretischer Überlegungen, praktischer Erfahrungen und wissenschaftlicher Erkenntnisse für Patient und zahnärztliches Personal von erheblicher Bedeutung. Dabei darf Gewebeunverträglichkeit jedoch nicht mit Toxizität gleichgesetzt werden: die Toxizität ist nur eine mögliche Ursache für eine Gewebeschädigung, physikalisch-mechanische Eigenschaften (z. B. Polymerisationsschrumpfung und thermisches Expansionsverhalten und konsekutive Spaltbildung) sowie das Verhalten dieser Werkstoffe gegenüber der Mundhöhlenflora sind von ebensolcher Bedeutung.

Gewebeverträglichkeit ist aber ebensowenig allein als Materialeigenschaft zu sehen und damit ausschließlich der Verantwortlichkeit des Herstellers oder der zulassenden Behörden zu überlassen. Gewebeverträglichkeit von Kompositen und Dentinklebern ist vielmehr auch abhängig von der Verarbeitungstechnik und der gewissenhaften Beachtung empfohlener Schutzmaßnahmen und fällt somit im wesentlichen Umfang in die Verantwortlichkeit des Zahnarztes.

Literatur

[1] *Afsahi, S. P., Sydiskis, R. J., Davidson, W. M.:* Protection by latex or vinyl gloves against cytotoxicity of direct bonding adhesives. Am J Orthodont 93, 47 (1988)

[2] *Asmussen, E., Munksgaard, E. C.:* Bonding of restorative resins to dentine: status of dentine adhesives and impact on cavity design and filling techniques. Int Dent J 38, 97 (1988)

[3] *Bauer, J. G., Al-Rubayi, A.:* Tissue response to direct filling materials. J Prosth Dent 58, 584 (1987)

[4] *Benkert, O., Beer, R., Gängler, P.:* Biologisch-experimentelle Untersuchungen zahnärztlicher Füllungswerkstoffe im Anwendungstest am Hausschwein. Zahn-Mund-Kieferheilkd 75, 555 [1987]

[5] *Bloch, W. W., Austin, J. C., Cleaton-Jones, P. E., Wilton-Cox, H., Fatti, L. P.:* Pulpal response to a new visible light-cured composite restorative material: Fotofill. J Oral Pathol 6, 278 (1977)
[6] *Böhm, B., Hauffe, W.:* Zur Untersuchung von Komposit-Schmelz-Schichtsystemen mit Hilfe des Ionenstrahl-Böschungsschnitt-Verfahrens (IBV). Zahn-Mund-Kieferheilkd 76, 134 (1988)
[7] *Braem, M., Lambrechts, P., Vanherle, G.:* Clinical evaluation of dental adhesive systems. Part II: A scanning electron microscopy study. J Prosth Dent 55, 552 (1986)
[8] *Cook, W. D., Beech, D. R., Tyas, M. J.:* Structure and properties of methacrylate based dental restorative materials. Biomaterials 6, 362 (1985)
[9] *Cox, C. F., Keal, C. L., Keall, H. J., Ostro, E., Bergenholtz, G.:* Biocompatibility of surface-sealed dental materials against exposed pulps. J Prosth Dent 57, 1 (1987)
[10] *Davidson, C. L.:* Posterior composites: criteria for assessment. Discussion and conclusions. Quintessence Int 18, 559 (1987)
[11] *Davidson, C. L.:* Resisting the curing contraction with adhesive composites. J Prosth Dent 55, 446 (1986)
[12] *Dijken van J. W. V., Hörstedt, P.:* Effect of 5% sodium hypochlorite or Tubulicid pretreatment in vovo on the marginal adaptation of dental adhesives and glass ionomer cements. Dent Mater 3, 303 (1987)
[13] *Dijken van, J. W. V., Sjöström, S., Wing, K.:* Development of gingivitis around different types of composite resin. J Clin Periodont 14, 257 (1987)
[14] *Dummer, P. M. H., Harrison, K. A.:* In vitro plaque formation on commonly used dental materials. J Oral Rehab 9, 413 (1982)
[15] *Dumsha, T. C., Beckerman, T.:* Pulp response to a dentin bonding system in miniature swine. Dent Mater 2, 156 (1986)
[16] *Dumsha, T., Sydiskis, R.:* Cytotoxicity testing of a dentin bonding system. Oral Surg 59, 637 (1985)
[17] *Dumsha, T. C., Biron, G.:* Marginal leakage of class V cavity preparations. J Biomed Mat Res 18, 809 (1984)
[18] *Dunkin, R. T., Chambers, D. W.:* Gingival response to class V composite resin restorations. J Am Dent Ass 106, 482 (1983)
[19] *Eick, D. J., Welch, F. H.:* Dentin adhesives – do they protect the dentin from acid etching. Quintessence Int 17, 533 (1980)
[20] *Eppenberger, J., Marinello, C. P., Scherle, W., Schärer, P.:* Komposit als Befestigungszement? Erste klinische Erfahrungen in der Kronen- und Brücken-Prothetik. Schweiz Mschr Zahnmed 97, 1237 (1987)
[21] *Feilzer, A. J., De Gee, A. J., Davidson, C. L.:* Increased wall-to-wall curing contraction in thin bonded resin layers. J Dent Res 68, 48 (1989)
[22] *Felton, D., Bergenholtz, G., Cox, C. F.:* Inhibition of bacterial growth under composite restorations following GLUMA pretreatment. J Dent Res 68, 491 (1989)
[23] *Fisbein, S., Holan, G., Grajower, R., Fuks, A:* The effect of VLC Scotchbond and an incremental filling technique on leakage around class II composite restorations. J Dent Child, 29 (1988)
[24] *Fogel, H. M., Marshall, F. J., Pashley, D. H.:* Effects of distance from the pulp and tThickness on the hydraulic conductance of human radicular dentin. J Dent Res 67, 1381 (1988)
[25] *Füllemann, J., Lutz, F.:* Direktes Kompositinlay. Schweiz Mschr Zahnmed 98, 759 (1988)
[26] *Fusayama, T.:* Factors and prevention of pulp irritation by adhesive composite resin restorations. Quintessence International 18, 633 (1987)
[27] *Geurtsen, W.:* Untersuchungen zur subzellulären Schädigung durch die ungefüllten Einzelsysteme eines Komposits. Dtsch Zahnärztl Z 42, 580 (1987)

[28] *Geurtsen, W.:* Die zelluläre Verträglichkeit zahnärztlicher Komposite. Hanser, München 1988
[29] *Hammer, B. and Hotz, P.:* Nachkontrolle von 1- bis 5jährigen Amalgam-, Komposit- und Goldgußfüllungen. Schweiz Mschr Zahnmed 89, 301 (1979)
[30] *Hammesfahr, P. D., Huang, C. T., Shaffer, S. E.:* Microleakage and bond strength of resin restorations with various bonding agents. Dent Mater 3, 194 (1987)
[31] *Hanks, C. T., Craig, R. G., Diehl, M. L., Pashley, D. H.:* Cytotoxicity of dental composites and other materials in a new in vitro device. J Oral Pathol 17, 396 (1988)
[32] *Hansen, E. K.:* Effect of cavity depth and application technique on marginal adaptation of resins in dentin cavities. J Dent Res 65, 1319 (1986)
[33] *Hansen, E. K.:* Effect of three dentin adhesives on marginal adaptation of two light-cured composites. Scand J Dent Res 94, 82 (1986)
[34] *Hattab, N., Mok, Y. C., Agnew, C. A.:* Artificially formed carieslike lesions around restorative materials. J Am Dent Ass 118, 193 (1989)
[35] *Hembree, J. H.:* In vitro microleakage of a new dental adhesive system. J Prosth Dent 55, 442 (1986)
[36] *Herrin, H. K., Shen, C.:* Microleakage of root caries restorations. Gerodontics 1, 156 (1985)
[37] *Hetem, S., Jowett, A. K., Ferguson, M. W.:* Biocompatibility testing of a posterior composite and dental cements using a new organ. J Dent 17, 155 (1989)
[38] *Hörsted, P. B., Simonsen, A.-M., Larsen, M. J.:* Monkey pulp reaction to restorative materials. Scand J Dent Res 94, 154 (1986)
[39] *Hörsted-Bindslev, P.:* Monkey pulp reactions to cavities treated with Gluma Dentin Bond and restored with a microfilled composite. Scand J Dent 95, 347 (1987)
[40] *Hume, W. R., Mount, G. J.:* In vitro studies on the potential for pulpal cytotoxicity of glass-ionomer cements. J Dent Res 67, 915 (1988)
[41] *Johnson, R. H.:* Pulpal irritation due to the phosphoric acid component of silicate cement. Oral Surg Oral Pathol 29, 447 (1970)
[42] *Kanerva, L., Estlander, T., Jolanki, R.:* Allergic contact dermatitis from dental composite resins due to aromatic epoxy acrylates and aliphatic acrylates. Contact Dermatitis 20, 201 (1989)
[43] *Klötzer, W. T.:* Grenzen der Biokompatibilitätstestung zahnärztlicher Materialien in der Zellkultur. Quintess Zahnärztl Lit 39, 2147 (1988)
[44] *Klötzer, W. T., Langeland, K.:* Tierexperimentelle Prüfung von Materialien und Methoden der Kronen- und Brückenprothetik. Schweiz Mschr Zahnheilk 83, 163 (1973)
[45] *Krauser, J. T.:* Hypersensitive teeth. Part II: Treatment. J Prosth Dent 56, 307 (1986)
[46] *Langeland, K.:* Tissue response to dental caries. ndod Dent Traumatol 3, 149 (1987)
[47] *Lind, P. O.:* Oral lichenoid reactions related to composite restorations. Acta Odont Scand 46, 63 (1988)
[48] *Lindeman, R. A., Hume, W. R., Wolcott, R. B.:* Dentin permeability and pulpal response to EDTA. J Prosth Dent 53, 341 (1985)
[49] *Malmgren, O., Medin, L.:* Overkänslighetsreaktioner vid användig av bonding material inom ortodontivard. Tandlakartidningen 73, 544 (1981)
[50] *Marx, R.:* Grundlagen der Klebetechnik. Zahnärztl Welt 95, 226 (1986)
[51] *Meryon, S. D., Jakeman, K. J.:* Uptake of zinc and fluoride by several dentin components. J Biomat Mater Res 21, 127 (1987)
[52] *Meryon, S. D., Tobias, R. S., Johnson, S. G.:* Penetration of dentin by different conditioners in vitro: a quantitative study. Endod Dent Traumatol 4, 118 (1988)
[53] *Mitchem, J. C.:* The use and abuse of aesthetic materials in posterior teeth. Int Dent J 38, 119 (1988)

[54] *Mjör, I. A.:* A regulatory approach to the formulation of assessment criteria for posterior composite resin. Quintess Int 18, 537 (1987)
[55] *Moore, D. L., Barker, B. F.:* A foreign body lesion of the gingiva subsequent to the placement of a composite resin restoration. Quintessence Int 17, 785 (1986)
[56] *Munksgaard, E. C., Hansen, E. K., Kato, H.:* Wall to wall polymerization contraction of composite resins versus filler content. Scand J Dent Res 95, 526 (1987)
[57] *Nathanson, D., Lockhart, P.:* Delayed oral hypersensitivity to dental composite material. Oral Surg 47, 329 (1979)
[58] *Niinimäki, A., Rosberg, J., Saari, S.:* Allergic stomatitis from acrylic compounds. Contact Dermatitis 9, 148 (1983)
[59] *Oysed, H., Ruyter, I. E., Sjovik Kleven, I. J.:* Release of Formaldehyde from dental composites. J Dent Res 67, 1289 (1988)
[60] *Pashley, D. H.:* Smear layer: physiological considerations. Oper Dent 3, 13 (1984)
[61] *Pashley, D. H., Derkson, G. D., Tao, L., Derkson, M., Kalathoor, S.:* The effects of a multi-step dentin bonding system on dentin permeability. Dent Mater 4, 60 (1988)
[62] *Plant, C. G., Tobias, R. S., Browne, R. M.:* Pulpal response to an experimental adhesion promoter. J Oral Pathol 15, 196 (1986)
[63] *Prati, C., Montanari, G.:* Three-year clinical study of two composite resins and one non-gamma 2 conventional amalgam in posterior teeth. Schweiz Mschr Zahnmed 98, 120 (1988)
[64] *Retief, D. H., Austin, J. C., Fatti, L. P.:* Pulpal response to phosphoric acid. J Oral Pathol 3, 114 (1974)
[65] *Riethe, P.:* Aktueller Stand der Fissurenversiegelung. Zahnärztl Mitt 16, 1779 (1986)
[66] *Riethe, P.:* Welche Füllungsmaterialien sind im gingivalen Bereich vertretbar? Dtsch Zahnärztl Z 39, 589 (1984)
[67] *Rietschel, R. L., Huggins, R., Levy, N., Pruitt, P. M.:* In vivo and in vitro testing of gloves for protection against UV-curable acrylate resin system. Contact Dermatitis 11, 279 (1984)
[68] *Roulet, J.-F., Herder, S.:* Seitenzahnversorgung mit adhäsiv befestigten Keramikinlays. Quintessenz, Berlin 1989
[69] *Rupp, N. W.:* Composites – Aktueller Stand. Phillip J 2, 82 (1986)
[70] *Schaller, H. G., Klaiber, B., Götze, W., Benz, M.:* Toxizitätsbestimmung von Dentin- und Schmelzadhäsiven sowie Kavitätenlacken an der Zellkultur. Dtsch Zahnärztl Z 40, 929 (1985)
[71] *Schmalz, G.:* Der Einfluß verschiedener Frontalzahnfüllungsmaterialien auf das Wachstum von Streptococcus mutans. Dtsch Zahnärztl Z 32, 760 (1977)
[72] *Schmalz, G.:* Der Einfluß von Methylmethakrylat-Monomer und Dimethylparatoluidin auf das in vitro Wachstum von Streptococcus mutans. Berichtsheft des „Eugen-Fröhlich-Fonds", Tübingen, 1977, p. 91
[73] *Schmalz, G., Schmalz, Chr.:* Toxicity tests on dental filling materials. Int Dent J 31, 185 (1981)
[74] *Schmalz, G.:* Die Gewebeverträglichkeit zahnärztlicher Materialien. Thieme, Stuttgart 1981
[75] *Schmalz, G., Bühler, H.-J.:* Toxizitätsprüfungen von Füllungsmaterialien im Ratten Implantationstest. Dtsch Zahnärztl Z 38, 254 (1983)
[76] *Schmalz, G., Lamberts-Hepp, U.:* Toxizitätsprüfungen von Füllungsmaterialien am Kaninchen. Zahnärztl Welt 92, 46 (1983)
[77] *Schmalz, G.:* Biologische Eigenschaften von Komposit-Füllungsmaterialien. Dtsch Zahnärztl Z 40, 897 (1985)
[78] *Schmalz, G.:* Biologische Untersuchungen über einen Kavitätenliner. Zahnärztl Welt 94, 624 (1985)
[79] *Schmalz, G., Nunez, L. J.:* Apparent effect of visible light upon Salmonella bacteria. J Dent Res 65, 540 (1986)

[80] *Schmalz, G., Schmalz, Chr., Rotgans, J.:* Die Pulpaverträglichkeit eines Glasionomer- und Zinkphosphat-Zements. Dtsch Zahnärztl Z 41, 806 (1986)
[81] *Schmalz, G.:* Lacke, Liner und Zemente – Anspruch und Wirklichkeit. Dtsch Zahnärztl Z 42, 567 (1987)
[82] *Shelly, W. B., Hurely, J. H.:* The pathogenesis of silica granulomas in man, a nonallergic colloidal phenomenon. J Invest Dermatol 34, 107 (1960)
[83] *Silverstone, L. M., Mjör, I. A.:* Dental caries, in: Modern concepts in operative dentistry. Munksgaard, Kopenhagen 1988
[84] *Skjorland, K. K., Sonju, T.:* Effect of sucrose rinses on bacterial colonization on amalgam and composite. Acta Odont Scand 40, 193 (1982)
[85] *Skjorland, K. K., Hensten-Pettersen, A., Orstavik, D. Söderhom, K.-J.:* Tooth colored dental restorative materials: Porosities and surface topography in relation to bacterial adhesion. Acta Odont Scand 40, 113 (1982)
[86] *Stanley, H. R., Bowen, R. L., Cobb, E. N.:* Pulpal responses to experimental treatments of dentin for bonding composites. J Dent Res 64, 222 (1985)
[87] *Stanley, H. R., Going, R. E., Chauncey, H. H.:* Human pulp response to acid pretreatment of dentin and to composite restoration. J Am Dent Assoc 91, 817 (1975)
[88] *Tagger, M., Tagger, E.:* Pulpal Reactions to a Dentin Bonding Agent: Dentin Adhesit. J Endod 13, 113, (1987)
[89] *Tell, R. T., Sydiskis, R. J., Isaacs, R. D., Davidson, W. M.:* Long-term cytotoxicity of orthodontic direct bonding adhesives. Am J Orthodont Dentofac Orthop 93, 419 (1988)
[90] *Tjan, A. H., Glancy, J. F.:* Interfacial bond strengths between layers of visible light-activated composites. J Prosth Dent 59, 25 (1988)
[91] *Vougiouklakis, G., Smith, D. C., Lipton, S.:* Evaluation of the bonding of cervical restorative materials. J Oral Rehabil 9, 231 (1982)
[92] *Watts, A., Paterson, R. C.:* Bacterial contaminatin as a factor influencing the toxicity of materials to the exposed dental pulp. Oral Surg 64, 466 (1987)
[93] *Wennberg, A., Mjör, I. A.:* Pulp reactions to fotofill and adaptic. J Dent Res 59, 989 (1980)

Anschrift des Verfassers:
Prof. Dr. G. Schmalz, Poliklinik für Zahnerhaltung und Parodontologie, Universitätsstr. 31, D-8400 Regensburg.

Indikation und Verarbeitung von Kunststoffüllungs-Materialien im Seitenzahnbereich

Von *H.-K. Albers* und *M. Hannig*, Kiel

1 Einleitung

Die Zunahme der Lebenserwartung aufgrund verbesserter Diagnostik- und Therapiemöglichkeiten wirkt sich auch im zahnmedizinischen Bereich aus. Darüber hinaus hat ein wachsendes Bewußtsein für die Bedeutung vor allem präventiver Maßnahmen in der Zahnheilkunde die Lebensdauer der Zähne bereits deutlich erhöht. Die Zahnfüllung wird nicht mehr als ein vorübergehender Defektersatz betrachtet, der eine gewisse Zeit Zahnsubstanz ersetzt, er muß inzwischen auch ästhetischen Gesichtspunkten genügen. Schon aus diesem Grunde verlangt der Patient zunehmend eine zahnfarbene Füllung, nicht nur im Front-, sondern auch im Seitenzahnbereich, so daß die Amalgamfüllung trotz heftigen Widerstandes und Protestes der Zahnärzte ins Abseits gerät. Diskussionen um mögliche Gesundheitsschäden und Entsorgungsprobleme fördern diese Entwicklung. Die praktische und wissenschaftliche Zahnheilkunde sieht sich vor die Frage gestellt, ob es einen zahnfarbenen Ersatz für Amalgame gibt oder zukünftig geben wird.

Ob die Eigenschaften einer Füllung den Ansprüchen genügen, die sie als Zahnhartsubstanzersatz erfüllen muß, um die Wiederherstellung der Funktionstüchtigkeit optimal zu gewährleisten, läßt sich sinnvoll an der Aufzählung dieser Eigenschaften ermessen. Folgende Eigenschaften sollen erfüllt sein, die nach physiologisch-toxikologischen, physikalischen und klinischen Gesichtspunkten beurteilt werden können:

Physiologisch-toxikologische Eigenschaften

- Pulpaverträglichkeit
- Allgemeine Organ- und Gewebeverträglichkeit

Physikalisch-chemische Eigenschaften

- Hohe Adaptations- und Adhäsionsfähigkeit
- Schmelzähnliche Abrasionsresistenz
- Dimensionsstabilität (Belastung, Flüssigkeits- und Temperatureinfluß)
- Hartsubstanzähnliche Elastizität, Bruch- und Biegefestigkeit
- Mundbeständigkeit
- Geringe Wärmeleitfähigkeit

Klinisch-praktische Eigenschaften

- Substanzsparende, unkomplizierte Applikation
- Zahnähnliche Farbe
- Röntgenopazität
- Lagerungsfähigkeit
- Schmelzschonende Ausarbeitung
- Polierbarkeit
- Leichte, schonende Entfernbarkeit

Zur Herstellung okklusionstragender Füllungen bieten sich derzeit folgende Verfahren an:

1. die Goldgußfüllung,
2. das gebrannte Porzellan- oder gegossene Glaskeramik-Inlay,
3. die Amalgamfüllung,
4. die Komposit-Füllung.

Das folgende Übersichtsreferat befaßt sich mit der Frage nach dem Ersatz von Amalgam durch zahnfarbene Komposit-Materialien.

Die Anwendung der Komposite in der Füllungstherapie war nach ihrer Einführung zunächst nicht auf bestimmte Black-Klassen beschränkt. Doch bereits in den 60er und 70er Jahren wurden die zu dieser Zeit verfügbaren Komposite wegen ihrer unzureichenden Verschleiß- und Bruchfestigkeit für die Anwendung im Seitenzahnbereich für allgemein nicht indiziert gehalten. Gegenüber Amalgamfüllungen schnitten Komposit-Füllungen deutlich schlechter ab (*Gibson* et al. 1982, *Lutz* 1980). Erst der Ersatz der bis dahin üblichen Makrofüller durch die Einführung röntgenopaker Mikrofüller und sog. Hybridkomposite (*Roulet* 1987) schienen die Frage nach dem Ersatz von Amalgam durch Materialien auf Kunststoffbasis einer Lösung näher zu bringen. Allerdings war das Problem von der wirtschaftlich orientierten Forschung einseitig auf die Verschleißfestigkeit projiziert, während andere Probleme wie das der Randspaltdichte, der Verfärbung, der Bruch- bzw. Kantenfestigkeit in den Hintergrund rückten. Eben diese Betrachtungsweise veranlaßte z. B. auch die ADA (American Dental Association), bestimmte Kunststoffe als seitenzahngeeignet zuzulassen (*J Am Dent Ass* 112, 707 (1986)).

Darüber hinaus erwiesen sich Kontrollsysteme zur klinischen Überprüfung wie das Ryge-System für Komposit-Restaurationen allein als unzureichend, sie müssen zumindest durch exaktere Analyseverfahren ergänzt werden (*Ryge* 1980, *Lutz* et al. 1987).

Zentrales Problem jedoch ist bei den Klasse-II-Füllungen die Randspaltbildung besonders im approximal-marginalen Bereich. Zwar hat die Einführung sog. Licht-

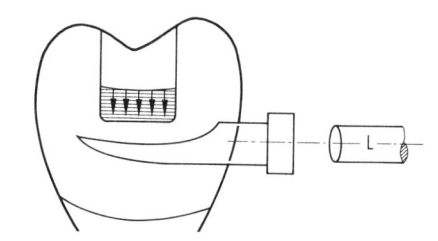

Abb. 1 Wirkung des Lichtkeiles: Die Schrumpfungsvektoren sind auf die approximale Stufe gerichtet

keile, mit deren Hilfe die Schrumpfungsvektoren auf die approximale Stufe gerichtet werden sollen, die Randverhältnisse in diesem Bereich verbessert (*Krejci* et al. 1987, *Schaller* et al. 1988), jedoch bleibt infolge der Schrumpfungseigenschaften des Kunststoffes das Randspaltproblem insgesamt nach wie vor ungelöst (Abb. 1). Darüber hinaus erlaubt der sehr starre unflexible Lichtkeil nur eine unzureichende zerviko-approximale Adaptation der Matrize. Dieser Tatbestand lenkt den Blick auf die Dentinadhäsive, von deren Anwendung man sich eine bessere Adaptation zwischen schmelzarmen Zonen im Bereich der approximalen Stufe einerseits und Komposit andererseits verspricht.

2 Dentinadhäsive*

Dentinadhäsive bestehen aus einem PMMA-Kunststoff, der als Beimengung Säureanhydride enthält oder auch Arylsulfinate. Während der Haftmechanismus zwischen Adhäsiv und Kunststoff auf einem Polymerisationsvorgang beruht, sind über die Verbundstruktur zwischen Adhäsiv und Dentin nur Teilaspekte bekannt. So scheinen zwischen dem Kalzium der Dentinoberfläche und den Phosphatresten des Adhäsivs auf der Basis von Chelationsvorgängen Reaktionen abzulaufen, die zu Haftfestigkeiten von bis zu 20 MPa (*Nakabayashi* et al. 1978) führen. Ebenso wie die Haftfestigkeit direkt von der Kalziumkonzentration auf der Dentinoberfläche abhängt (*Causton* 1984), hat auch der sog. Smear layer eine eher haftvermittelnde Fähigkeit. Unter kritischen Gesichtspunkten ist jedoch auch unter Anwendung eines Haftvermittlers wie der Dentinadhäsive die Randspaltproblematik nicht endgültig zu beherrschen.

Durch neue Entwicklungen, wie z. B. GLUMA® (Bayer), SCOTCHBOND-2® (3 M), gelang es zwar nach Angaben der Hersteller, die primäre Haftfähigkeit zu verbessern, nicht aber einen dauerhaften Verbund zu erreichen. Der Einfluß des Mundmilieus wirkt sich dabei eher haftvermindernd aus.

---

* z. B. Scotchbond® LC (3 M), Bondlite® (Kerr), Prisma® (DeTrey Dentsply).

3 Komposit-Füllungsmaterialien

Kompositfüllungskunststoffe, die für den Seitenzahnbereich empfohlen werden, setzen sich nach wie vor aus einem organischen Kunststoff (Matrix) und einem anorganischen Füllstoff zusammen. Durch einen Haftvermittler (Silan) sind sie chemisch miteinander verbunden. Die Polymerisation wird entgegen den älteren Initiator-Akzelerator-Systemen (Autopolymerisation) heute durch ein Photoinitiator-System (photochemische Härtung) allgemein durch Einwirkung eines sichtbaren Lichtes mit den Wellenlängen zwischen 460 und 580 nm zwischen einem Polymer auf Polymethylmethacrylat-Basis (PMMA) und einem Monomer auf Bisphenol-A-Derivatbasis, meist einem sog. Bowen-Monomer, erreicht. Durch Zufuhr von Energie in Form von Wärme wird die Konversion, die Vernetzungsreaktion, unter Verbrauch von C-Doppelbindungen begünstigt. Dabei beträgt die Konversionsrate bei Hitzehärtung 90% (*Reinhardt* et al. 1988, *Roulet* 1987) gegenüber nur 50–70% bei chemischer Härtung und Raumtemperatur oder photochemischer Polymerisation.

Die Füllstoffe bei Kunststoffen, die für den Seitenzahnbereich empfohlen werden, bestehen entweder als Mikrofüller aus pyrogenem Siliziumdioxid (SiO_2, Teilchendurchmesser 0,04–0,15 µm), Mikrofüllerkomplexen (drei Typen: splitterförmig, vorpolymerisiert, Teilchengröße 1–200 µm; kugelförmig, vorpolymerisiert, Teilchengröße 10–30 µm; agglomeriert, Teilchengröße 1–25 µm) oder hybriden Kompositen (Makrofüller und Matrix mit Mikrofüllern). Makrofüller sind unter den Kompositen, die für den Seitenzahnbereich empfohlen werden, im allgemeinen nicht vertreten, da sie aufgrund zahlreicher Untersuchungen als weniger verschleißfest gelten. Für die unterschiedlichen Anwendungsbereiche werden zahlreiche Kunststoffüllungsmaterialien angeboten (Tab. 1).

Tabelle 1 Anzahl der Kunststoffüllungsprodukte, die in der BRD für die verschiedenen Anwendungsbereiche derzeit angeboten werden (Das Dental Vademekum 1989/90)

Fissuren-Versiegler:	Photopolymerisate:	10
	Autopolymerisate:	3
Haftvermittler:	Photopolymerisate:	10
	Autopolymerisate:	7
	Kombinierte Photo- und Autopolymerisate:	4
Definitive Füllkunststoffe:	Photopolymerisate:	35 (31*)
	Autopolymerisate:	19 (12*)
Kunststoff-Malfarben:	Photopolymerisate:	7
	Autopolymerisate:	1

* Mikrofüller oder Hybridkomposits

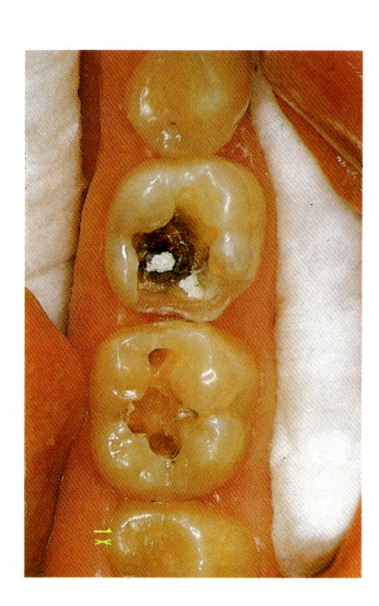

Abb. 2 Sekundärkaries unter einer Kunststoffüllung

3.1 Polymerisationsschrumpfung

Intermolekulare Umlagerungen führen bei der Polymerisation zu einer Kontraktion des Materials (*Hansen* 1982, *Shortall* 1982), die ihrerseits eine Spaltbildung zwischen Füllungsmaterial und Schmelz/Dentin fördert und linear einen Wert von 1 bis 2,5 erreichen kann. Ist das Material über die Säureätztechnik im Schmelz verankert, so treten Spannungen in der Füllmasse auf (*Hansen* 1982, *Shortall* 1982). Die Schrumpfung ist abhängig vom Ausgangsvolumen der chemisch oder photochemisch zu polymerisierenden Füllmasse. Eine Reduktion der Polymerisationsschrumpfung wird durch eine mehrschichtige und vielzeitige Fülltechnik erreicht (Umhärtungstechnik, Laminartechnik). Darüber hinaus führt auch die Er-

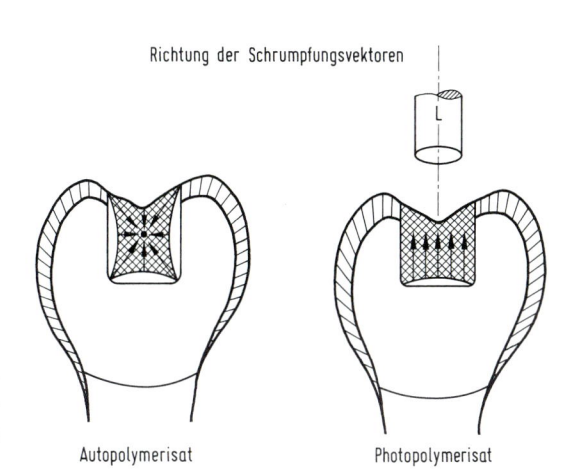

Abb. 3 Auswirkungen der Polymerisationsschrumpfung im Randspaltbereich, bei 1. Autopolymerisation, 2. Photopolymerisation

Richtung der Schrumpfungsvektoren

Autopolymerisat   Photopolymerisat

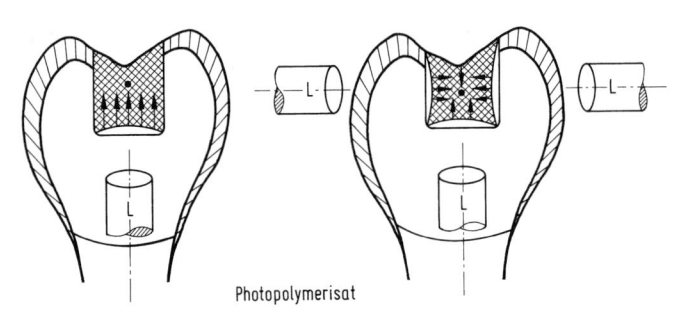

Abb. 4 Auswirkungen der Polymerisationsschrumpfung auf den Randspalt nach neueren Untersuchungen unter Berücksichtigung der Säureätztechnik: Die Schrumpfungsrichtung wird durch die Bestrahlungsrichtung nicht beeinflußt. Das Material schrumpft ebenfalls auf einen Massenmittelpunkt zu

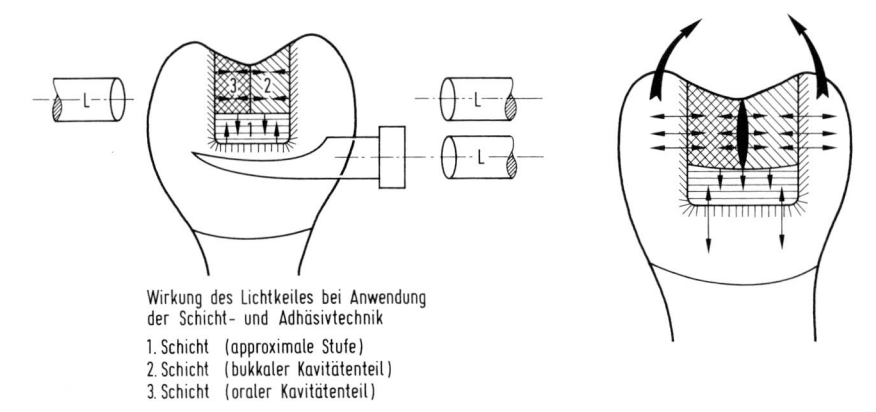

Wirkung des Lichtkeiles bei Anwendung der Schicht- und Adhäsivtechnik
1. Schicht (approximale Stufe)
2. Schicht (bukkaler Kavitätenteil)
3. Schicht (oraler Kavitätenteil)

Abb. 5 Aufgrund der Verankerung des Kunststoffes am Kavitätenrand entstehen Spannungen, die orale und bukkale Höcker unter Spannung setzen können

härtung unter Druck zu einem gewissen Schwundausgleich. Allerdings scheint es nach neueren Untersuchungen (*Reinhardt* 1989) nicht möglich zu sein, die Schrumpfungsrichtung wie bisher angenommen durch die Bestrahlungsrichtung beeinflussen zu können. Offenbar erfolgt auch bei der photochemischen Härtung die Polymerisationsschrumpfung vektoriell auf einen Massenmittelpunkt zu (Abb. 3, 4 und 5).

3.2 Wasseraufnahme

Bei Kontakt mit Wasser dringen Wassermoleküle zwischen die Polymerketten und verursachen eine Vergrößerung des Intermolekularabstandes. Die Füllmasse expandiert und kann so die durch Polymerisation bedingte Schrumpfung und die damit verbundenen Spannungen ausgleichen (*Jørgensen* 1980). Klinisch wird jedoch nur ein unvollständiger Ausgleich beobachtet (*Reinhardt* et al. 1978). Die Wasseraufnahme beträgt ca. 0,3–1,5 Volumenprozente und hat nach 3–5 Tagen keine Sättigung erreicht (*Pearson* 1977). In die Polymerstruktur eingedrungene H_2O-Moleküle aber können den Silan-Kunststoffkontaktbereich empfindlich stören. Es kommt zu einer hydrolytischen Zerstörung dieses Kontaktbereiches, so daß Spannungen nicht mehr von der Matrix auf die druck- und bruchfesteren Füllpartikel weitergegeben werden. Die Folge ist eine deutliche Verschlechterung von Zug- und Druckfestigkeit (*Söderholm* 1988).

3.3 Thermisches Volumenverhalten

Komposite unterliegen bei wechselnden Temperaturen größeren Volumenschwankungen als Schmelz und Dentin. Dies führt zu einer besonders die Sekundärkaries fördernden Perkolation (*Rümann* et al. 1980, Abb. 2) oder unter Umständen zu Ausrissen im Schmelz-Rand-Bereich (*Closhen* et al. 1974).

3.4 Belastungseigenschaften

Kaukräfte beanspruchen das Füllmaterial auf Druck und Zug, Grenzbelastungen sind materialspezifisch und lassen sich durch Messung der druckabhängigen elastischen Verformung volumenmäßig bis zur Bruchgrenze erfassen (Tab. 2 und 3). Gegenüber mikrogefüllten Kunststoffen weisen makrogefüllte einen größeren Elastizitätsmodul auf (*Nolden* 1980). In experimentellen Untersuchungen fiel auf, daß unter definierten Druckbelastungsbedingungen die Randspaltbreite bei Kunststoffen mit einem hohen E-Modul klein, bei Materialien mit kleinem E-Modul signifikant größer ist (*Schwickerath* et al. 1982). Diese Eigenschaften werden durch die photochemische Polymerisation gegenüber der chemischen Härtung zusätzlich ungünstig beeinflußt.

Die verschiedenen physikalisch-mechanischen Meßdaten lassen erkennen, daß es kaum möglich ist, aus ihnen ein spezifisches klinisches Verhalten vorauszusagen. So weisen Schmelz und viele Komposite ähnliche Druckfestigkeitswerte auf (Tab. 2 und 3). Klinisch ist jedoch eher eine Fraktur an okklusionstragenden Arealen von Kompositfüllungen zu beobachten als in vergleichbaren, nicht okklusionstragenden Schmelzbereichen. Möglicherweise gibt hier der E-Modul einen zuverlässigeren Hinweis. Thermischer Ausdehnungskoeffizient und Polymerisationsschrumpfung dagegen stellen einen klinischen Bezug zur Beobachtung von Randspalten und dem Auftreten von Rissen im Füllungsmaterial her, wenn das Füllungsmaterial im Randbereich „adhäsiv" verankert ist. Ob es eine direkte Verbindung zwischen Härte und Verschleiß des Materials gibt, konnte von der Materialkunde bisher nicht eindeutig beantwortet werden.

Tabelle 2 Zusammenstellung materialspezifischer Eigenschaften verschiedener Füllungsmaterialien im Vergleich mit Schmelz und Dentin

Eigenschaften	Schmelz	Dentin	Gold (Degulor M) Degussa	Amalgam (γ 2-frei)	Silikat
Druckfestigkeit (MPA)	200–400	210–340		400–570	12–250
Zugfestigkeit (MPA)	10,5	52,5	620 (0,2-Dehngrenze)	50–70	5
Biegefestigkeit (MPA)				88	16
E-Modul (MPA)	50 000 –85 000	15 000 –20 000	92 000	20 000 –38 000	
Linearer therm. Expansionskoeffizient ($10^{-6} \times \text{Kelvin}^{-1}$)	11,4	8,0	14,8	22–28	7,6
Linearer Polymerisationsschwund (%)				Expansion	Kontraktion
Wasseraufnahme (in % des Volumens)				0,8	1,0–5,0

Tabelle 3 Zusammenstellung materialspezifischer Eigenschaften verschiedener Füllungsmaterialien im Vergleich mit Schmelz und Dentin

Eigenschaften	Schmelz	Dentin	PMMA (ungefüllt)	PMMA (gefüllt)	Komposit
Druckfestigkeit (MPA)	200–400	210–340	75	110	290–400
Zugfestigkeit (MPA)	10,5	52,5			17–60
Biegefestigkeit (MPA)			90	63	150
E-Modul (MPA)	50 000 –85 000	15 000 –20 000	2500	5000	3500–18 000
Linearer therm. Expansionskoeffizient ($10^{-6} \times \text{Kelvin}^{-1}$)	11,4	8,0	81	45	25–70

Fortsetzung von Tabelle 3

Eigenschaften	Schmelz	Dentin	PMMA (ungefüllt)	PMMA (gefüllt)	Komposit
Linearer Polymerisationsschwund (%)			6–8	1,6	0,5–2,0
Wasseraufnahme (in % des Volumens)			1,5	1,0	0,3

4 Verarbeitung und Anwendung

Komposite können im Seitenzahnbereich entweder direkt in die Kavität eingebracht werden und chemisch oder photochemisch erhärten oder über den Weg der Inlaytechnik verarbeitet werden. Dabei werden direkt oder indirekt hergestellte Inlays unterschieden.

4.1 Direkt applizierte Kunststoffüllungen*

Kunststoff-Materialien wurden bereits in den 60er Jahren als Füllwerkstoffe im Seitenzahnbereich angewendet. Infolge der Schrumpfungsvorgänge bei der Erhärtung in der Kavität entstanden jedoch Randspalten, die auch durch die thermische Expansion nicht ausgeglichen wurden. Die Verbindung dieser Technik mit der Säureätztechnik reduzierte das Randspaltproblem nur im Schmelzbereich, nicht aber in nicht anätzbaren Dentinarealen. Deshalb bleibt diese Technik im Seitenzahnbereich auf Klasse-V-Füllungen, Fissurenversiegelung und die erweiterte Fissurenversiegelung beschränkt.

Die Materialien zur Fissurenversiegelung sind jedoch aufgrund ihres geringeren Gehaltes an Mikrofüllern weniger abriebfest. Sie müssen in kürzeren Abständen kontrolliert werden, um Randimperfektionen zu beseitigen. Allerdings wird weiterhin für die Anwendung eines direkt zu applizierenden Füllkunststoffes fleißig geworben, mit dem Hinweis, dieses Material sei von der ADA zugelassen worden (Tab. 4). Die Auslegung der ADA-Zustimmung durch die Füllungskunststoffher-

---

* z. B. Occlusin® (ICI Dental), Lux-a-fill® (Blendax), Heliomar Radiopaque® (Vivadent) und 43 weitere.

Tabelle 4 Zulassungskriterien der American Dental Association für Kunststoffüllungen im Seitenzahnbereich (1986)

"Provisional Acceptance" nach 3jähriger Tragezeit (ADA 1986)	
1. Farbanpassungsfähigkeit:	Abweichung max. 10%
2. Verfärbungen:	max. 10%
3. Anatomische Form:	max. 150µm Materialverlust
4. Approximaler Kontakt: (bezogen auf die Gesamtzahl der Testfüllungen) später erweitert durch	Verlust max. 5%
5. Randverhalten/Randkaries/Randadaptation	
6. Randverfärbung	

steller erfolgt großzügig, wobei vor allem auf den Zusatz „kein unbegrenzter Ersatz für Amalgam, kein Einsatz bei ausgedehnten Defekten und Arealen, die großer Belastung ausgesetzt sind" nur beiläufig oder gar nicht hingewiesen wird. Für das Legen einer Kunststoffüllung, die in der Kavität erhärtet, wird folgendes Vorgehen empfohlen:

1. Die Kavität wird nach den gültigen Regeln der biologischen Präparation gestaltet, mit stumpfem Kantenwinkel („butt joint") im Schmelzbereich ohne Anschrägung und spitz auslaufenden Rändern. Dazu eignen sich walzenförmige Diamantschleifer mit abgerundeten Stirnkanten. Sämtliche Präparationsgrenzen sollten im Schmelzbereich liegen, um eine adhäsive Verbindung zwischen Komposit und Zahnoberfläche erreichen zu können. Die Ausdehnung der Kavität sollte unter Berücksichtigung der Unterfüllung eine Schichtdicke des Komposits von mindestens 2 mm zulassen, um eine ausreichende Stabilität der Füllung zu gewährleisten. Die Präparation sollte in allen Randbereichen so gestaltet sein, daß sog. „Federränder" nicht entstehen können (Abb. 6).
2. Die Unterfüllung aus Glas-Ionomer- oder Phosphatzement bedeckt alle pulpanahen Dentinbereiche der Kavitäten (Abb. 7).

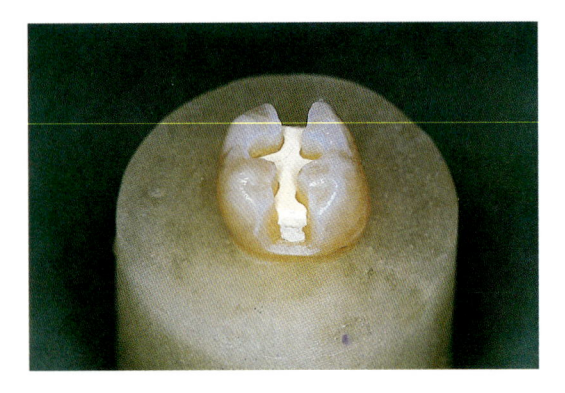

Abb. 6 Die Kavitätenpräparation zur Aufnahme einer Kunststoffüllung

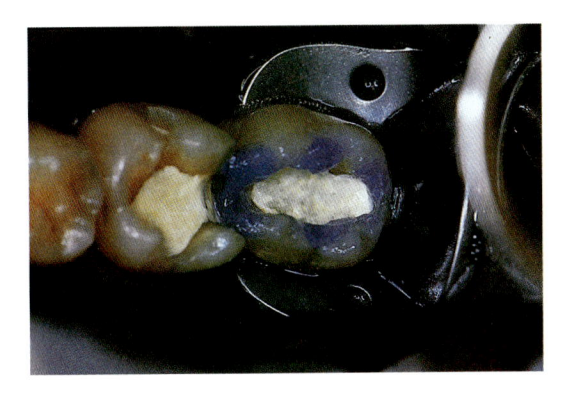

Indikation und Verarbeitung von Kunststoffüllungs-Materialien 121

Abb. 7 Die Unterfüllung

3. Unter Einwirkung eines Ätzgeles (60–100 Sekunden) wird das notwendige Retentionsmuster erzeugt.
4. Anschließend werden unter gründlichem Abspülen (mindestens 30 Sekunden) die angeätzten Regionen gereinigt.
5. Ein Haftvermittler (Bonding Agent), der mit Hilfe der Druckluft gleichmäßig in der Kavität verteilt und anschließend 15 Sekunden photopolymerisiert wird, soll für eine verbesserte Haftung zwischen Schmelz und Komposit sorgen.
6. Das definitive Füllungsmaterial wird bei Klasse-II-Kavitäten unter Verwendung einer Matrize und eines Dentalkeils in die Kavität in 3–3,5 mm dicken Schichten eingebracht, mit Hilfe eines Stopfers adaptiert und 40–60 Sekunden polymerisiert.
7. Die okklusale Morphologie und überschüssiges Material werden anschließend mit Finierdiamanten, geeigneten Finierstreifen und -scheiben bearbeitet und poliert.

Um einen verbesserten Randschluß zu erhalten, ist es günstiger, den Polymerisationsvorgang außerhalb der Kavität abzuschließen und damit eine nachträgliche Schrumpfung zu umgehen. Dies hat zur Entwicklung der Kunststoff-Inlay-Technik geführt.

4.2 Das Kunststoff-Inlay

4.2.1 Direkte Herstellungsverfahren

Die Kavitätenpräparation für Kunststoff-Inlays unterscheidet sich für das direkte und indirekte Verfahren nicht von der Präparation, die bei der „Direktapplikationstechnik" angewendet wird. Auch hier gilt grundsätzlich, daß spitz auslaufende Ränder, wie wir sie bei der Goldgußpräparation kennen, vermieden werden sollen. Darüber hinaus sind besonders ausgeprägte Konuswinkel nicht notwendig, im Gegenteil, jede divergierende Kavitätenform führt zu einem Substanzverlust im okklusalen Bereich. Die Separation der Zähne vor Präparationsbeginn (Prewedging) erleichtert die Herstellung akzeptabler Approximalkontakte. Die Retention wird über adhäsives Eingliedern erreicht. Die Verlegung von Stufen und Präparationsgrenzen in subgingivale Bereiche erschwert nicht nur ein kontrolliertes Trockenhalten beim Legen der Füllung, sondern verzichtet bewußt auch auf die Möglichkeit des adhäsiven Eingliederns. Denn in diesen Bereichen fehlt im allgemeinen anätzbarer Schmelz.

Um die Pulpa vor schädigenden Säurestößen zu schützen, die beim Anätzen auftreten können, indem freiligendes Dentin einen tubulären H^+-Ionentransport ermöglicht und erleichtert, werden freiliegende Dentinbereiche mit einem säurefesten Lack (z. B. Dentin-Protector®, Vivadent) und pulpanahe Dentinbereiche mit einem säurefesten Unterfüllungsmaterial versorgt. Dazu eignen sich Glasionomerzemente oder bedingt Phosphatzemente. Eugenolhaltige Unterfüllungszemente sind nach wie vor kontraindiziert. Sie stören die Polymerisation. Vor dem Ätzvorgang müssen anzuätzende Schmelzbereiche jedoch von dem Schutzlack befreit werden, um ein Anätzen überhaupt zu ermöglichen.

Beschreibung des direkten Herstellungsverfahrens*

1. Nach Bestimmung der Farbe und Entfernung der Separationskeile werden Kavität und angrenzende Flächen mit einem Trennmittel (z. B. Colténe Separator) überzogen.
2. Eine transparante Kunststoffmatrize und das Einführen lichtleitender Keile in den Interdentalraum, die ebenfalls mit dem Trennmittel bedeckt werden, erleichtern die Applikation und ermöglichen einen gewissen Stopfdruck, der Adaptation und Blasenfreiheit gewährleisten soll. Das Matrizenband muß einerseits der Stufe spaltfrei, andererseits dem Nachbarzahn im Kontaktpunktbereich fest anliegen, um akzeptable Kontakte zu erreichen (Abb. 8).
3. Das Material sollte in Schichten aufgetragen und anschließend 40–60 Sekunden polymerisiert werden (Abb. 9).

* z. B. Brilliant® (Colténe).

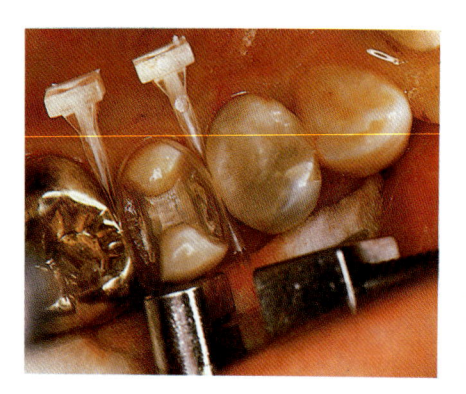

Abb. 8 Vorbereitung der Kavität zur Aufnahme des Kunststoffes bei der direkten Inlay-Technik. Anlegen der Kunststoffmatrize, Einführen der Lichtkeile

4. Der Ausarbeitung, der Beseitigung von Überschüssen und der Okklusionsgestaltung dienen feinkörnige Diamantschleifer und flexible Disks.
5. Der vorsichtigen Entnahme folgt die Überprüfung, die Materialergänzung (z. B. im Approximalkontaktbereich) und die extraorale Licht- und Hitzevergütung bei 110 °C (Abb. 10).
6. Das Inlay muß nach Fertigstellung drucklos in die Kavität eingesetzt werden können, um Frakturen zu vermeiden (Abb. 11).

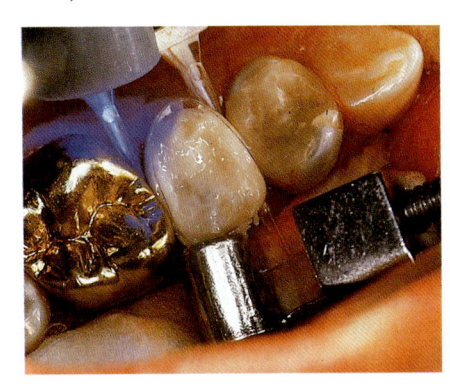

Abb. 9 Polymerisationsvorgang

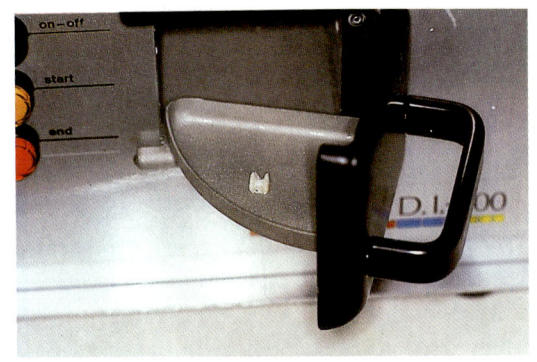

Abb. 10 Hitzevergütung im Spezialofen

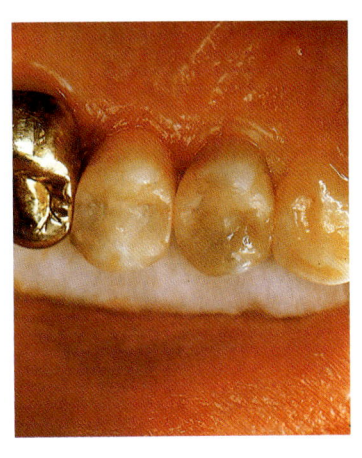

Abb. 11 Druckloses Einsetzen des direkt gefertigten Kunststoff-Inlays

4.2.2 Indirekte Herstellungsverfahren*

Die Präparation der Kavität zur Aufnahme des Inlays entspricht in Formgestaltung und dem Verlauf der Grenzen der bereits beschriebenen Vorgehensweise. Für die Herstellung des Kunststoff-Inlays im Dentallabor sind mindestens 2 Modelle notwendig. Es werden dazu Abdruckmassen empfohlen, die zweimal ausgegossen werden können (Polyäthergummi oder Polyvenylsiloxan). Die Versorgung der Kavität sollte zwischenzeitlich mit einem Kunststoff-Provisorium erfolgen, um die Präparationsränder vor Ausbrüchen zu schützen, besonders wenn gleichzeitig okklusionstragende Bereiche des Zahnes einbezogen werden.

Die Herstellung des Inlays im Labor erfolgt in mehreren Arbeitsschritten:

1. Nach allgemein bekannten Kriterien wird ein Meistermodell hergestellt, ein Gipsausguß liefert die Ausarbeitungsmodelle (Abb. 12).
2. Auf dem Arbeitsmodell wird das Inlay modelliert, wobei der Gipsstumpf vor Auftragen des Kunststoffes mit einem Separating-Fluid, einem Trennmittel, bestrichen wird. Um eine weiche inhibierte Kompositschicht am Kavitätenboden und an den Kavitätenwänden zu vermeiden, wird die mit Druckluft ausgeblasene Trennmittelschicht zusätzlich mit einem aktivierten Fluid überzogen.
3. Das Kompositmaterial sollte nur in kleinen Portionen in die Kavität eingebracht werden, um eine Hohlraumbildung zu vermeiden. Das fertig konturierte Inlay wird allseitig mit aktiviertem Fluid bestrichen.
4. Die Polymerisation erfolgt in einem Druck-Hitze-Polymerisationsgerät im Wasserbad bei einem Druck von 6 bar, einer Temperatur von 120 °C innerhalb eines Zeitraumes von 10 Minuten.
5. Bevor das Inlay vom Polymerisationsstumpf entfernt wird, werden Kunststoffüberschüsse mit einer Gummilinse vorsichtig abgetragen. Durch Abstrahlen der Inlayunterseite mit feinkörnigem Al_2O_3 (50 µm) bei vermindertem Druck von 2 bar werden Gipsmodellreste beseitigt und am Meistermodell Randständigkeit, Okklusion und Approximalkontakte überprüft. Nach dem Einschleifen der okklusalen und approximalen Kontakte mit Hartmetallfräsern und Diamantschleifern wird das Inlay mit rotierenden Bürstchen und speziellen Polierpasten auf Hochglanz poliert (Abb. 13).

---

* z. B. Brilliant® (Colténe), Kulzer Inlays LS (Kulzer), SR-Isosit Inlay/Onlay (Ivoclar).

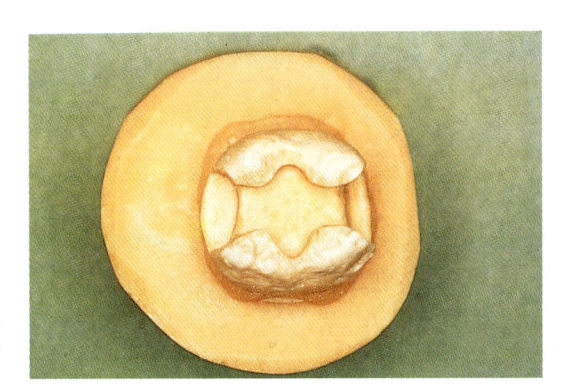

Abb. 12 Herstellen eines Meistermodells nach Abdrucknahme für die indirekte Inlay-Technik

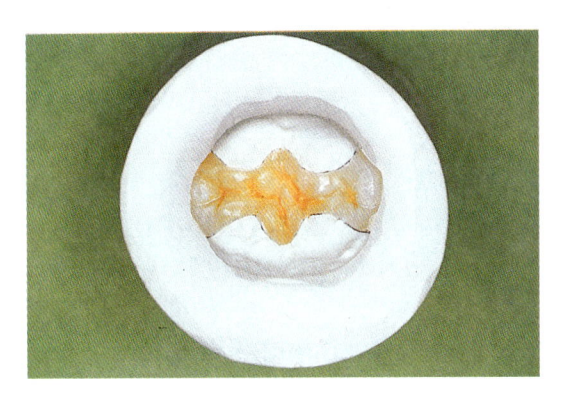

Abb. 13 Das ausgearbeitete, polierte Kunststoff-Inlay auf dem Modell

5 Das adhäsive Eingliedern

Unter absoluter Trockenlegung wird der Zahnschmelz im Kavitätenrandbereich für 30 Sekunden mit einer 35%igen Phosphorsäure angeätzt und anschließend nach gründlichem Abspülen und Trocknen mit einem Haftvermittlervorstrich versehen. Das Inlay wird an der Unterseite dünn und gleichmäßig mit einem sowohl photo- wie auch autopolymerisierenden Befestigungskomposit überzogen, unter mäßigem Druck in die Kavität eingesetzt, überschüssiger Befestigungszement entfernt und photopolymerisiert. Mit rotierenden Instrumenten werden die restlichen Überschüsse beseitigt und der Rand mit grauen und grünen Silikonspitzen poliert. Im zerviko-approximalen Bereich wird der Überschuß zunächst mit Zahnseide entfernt und der in der Zementfuge verbliebene Anteil über interdental eingeschobene Lichtkeile lichtgehärtet. Die zerviko-approximale Politur erfolgt mit Interdentalfinierstreifen mittlerer, feiner und ultrafeiner Körnung (Abb. 14).

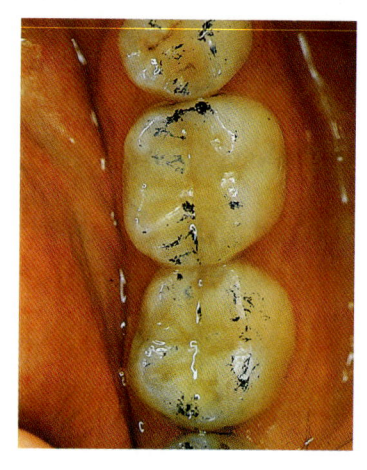

Abb. 14 Einsetzen des laborgefertigten Kunststoffinlays unter Anwendung der Adhäsiv-Technik und photochemischer sowie autopolymerisierender Aushärtung des Befestigungszementes

6 Eigene Untersuchungen zur Paßgenauigkeit von SR-Isosit-Inlays

6.1 Material und Methoden

Hauptnachteile von plastischen Seitenzahnkompositen, die direkt in der Kavität erhärten, sind zum einen die mangelnde Verschleißfestigkeit und zum anderen die ungenügende Randständigkeit. Letztere ist sowohl durch die Polymerisationsschrumpfung wie auch durch den im Vergleich zur Zahnhartsubstanz vier- bis fünfmal höheren thermischen Expansionskoeffizienten des Komposits bedingt. Durch die Verfahrenstechnik des Kompositinlays läßt sich die Problematik der Kontraktion nahezu vollständig umgehen. Das Inlay wird entweder intraoral vorpolymerisiert und extraoral nachvergütet oder nach Abdrucknahme im zahntechnischen Labor angefertigt (Abb. 15). Das Einsetzen erfolgt mit einem niedrigviskösen Zementkomposit unter Anwendung der Schmelzätztechnik. Dadurch bleibt die Kontraktion des Kunststoffes auf ein klinisch eventuell nicht mehr relevantes Minimum – nämlich die Kontraktion des Befestigungsmaterials – beschränkt.

Erwartungsgemäß zeigen Kompositinlays bei In-vitro-Experimenten eine gute marginale Adaptation (*Füllemann* et al. 1988, *Mörmann* et al. 1982, *Reinhardt* et al. 1988, *Koch* 1987), die sich jedoch nach thermischer Wechselbelastung signifikant verschlechtert (*Schaller* et al. 1988). Es liegen bisher nur klinische Studien vor, deren Ergebnisse nach dem inzwischen umstrittenen Ryge-Index beurteilt wurden. Unter Berücksichtigung des klinischen Verhaltens untersuchten wir deshalb zusätzlich zu klinischen Parametern Randverhalten und marginale Adaptation

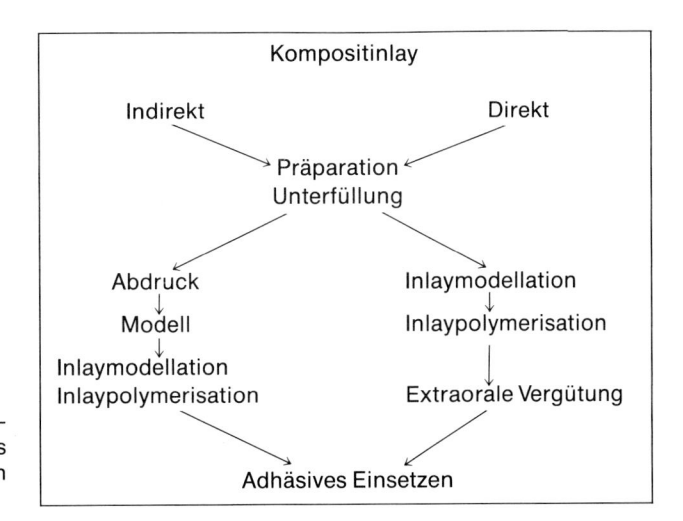

Abb. 15 Unterschiedliches Vorgehen bei der Herstellung eines Kompositinlays im direkten oder indirekten Verfahren

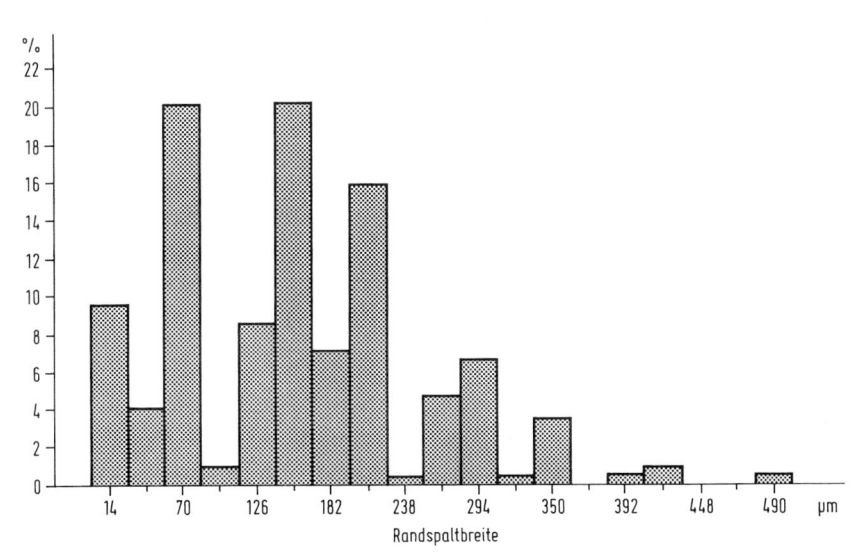

Abb. 16 Randspaltbreiten von SR-Isosit-Inlays unter Berücksichtigung ihrer Herstellung nach empfohlenen Herstellerrichtlinien (Median: 140 µm, x̄ = 145,9 ± 92,2 µm)

von bisher 43 laborgefertigten Kompositinlays aus SR-Isosit (*Hannig* et al. 1990). Die Vorbereitung der Kavität erfolgte nach den bekannten Regeln, der Abdruck mit einem additionsvernetzenden Silikon (Provil)® oder einer Polyäthermasse (Impregum)®. Da sich bei der Herstellung der Inlays immer wieder Paßungenauigkeiten des unzementierten Werkstückes ergaben, mit Randspalten bis zu 490 µm (Abb. 16), wenn man den Angaben der Hersteller folgte, wurde zunächst das

Tabelle 5   Modifiziertes Verfahren der labortechnischen Anfertigung eines SR-Isosit-Inlays
Inlayherstellung: Arbeitsschritte und Materialien

Arbeitsschritte	Werkstoffe/Materialien	Hersteller
Meistermodell	G. C. Fuji Rock (Superhartgips), Stumpflack, rot	G. C. Dental Industrial Corp., Tokyo, Japan Scheckenbach, Engen
Dublierung	Adisil blau (additionsvernetzende Dubliermasse)	Siladent, München
Polymerisationsmodell Kontrollstümpfe	Ivocap-Modellmaterial	Ivoclar, Schaan, Liechtenstein
Inlaymodellation	Isosit-IO-Komposit, Separating Fluid, aktiviertes Fluid	Ivoclar, Schaan, Liechtenstein
Inlaypolymerisation	Ivomat (6 bar, 120°C)	Ivoclar, Schaan, Liechtenstein
Inlayausarbeitung	Gummilinse, weiß, Gummipolierspitze, grün, Diamantfinierer und -schleifer, Hartmetall-Rosenbohrer	Edenta, Au, Schweiz Dentaurum, Pforzheim Brasseler, Lemgo Brasseler, Lemgo
Inlaypolitur	Universal-Polierpaste, Polierbürstchen (Ziegenhaar)	Ivoclar, Schaan, Liechtenstein Polirapid, Singen

labortechnische Herstellungsverfahren verändert (*Hannig* et al. 1989). Über den Umweg der Dublierung des Meistermodells konnte schließlich ein Inlay mit reproduzierbarer guter Paßgenauigkeit angefertigt werden (Tab. 5). Die Dublierform wird mehrfach ausgegossen, um Kontrollstümpfe zu erhalten. Auf diesen wird das Inlay modelliert und ausgearbeitet. Das Meistermodell dient lediglich der Überprüfung der Paßgenauigkeit. Das Meistermodell kann auch als ungesägter Stumpf in ein Gipsbasismodell einartikuliert werden.

Das Einsetzen und Ausarbeiten des Inlays erfolgt auf die bereits beschriebene Weise. Zum Einsetzpunkt nach 3, 6 und 12 Monaten wurden sämtliche Restaurationen einer klinischen Kontrolle unterzogen und entsprechend der von *Ryge* erstellten und der ADA aktualisierten Kriterien für Seitenzahnkomposite bewertet (*Ryge* 1980).

Dementsprechend wurden Randschluß, Randverfärbung, Farbgebung, anatomische Form, Abrasion, Sekundärkaries und postoperative Beschwerden beurteilt. Zusätzlich wurden die Inlays im Bewußtsein der Unzulänglichkeit dieser mit dem bloßen Auge sowie Spiegel und Sonde durchgeführten Untersuchungsmethode anhand von Replikmodellen einer Füllungsrandanalyse am Stereoauflicht- sowie Rasterelektronenmikroskop unterzogen. Die Füllungsränder wurden in Schritten von 350 µm abgefahren und gemäß den Kriterien „perfekter Randschluß", „marginale Defekte" und „Zementüberschüsse" bewertet. Inlayrandfrakturen, Schmelzfrakturen, Zementverluste u. a. Randspaltbildungen zählten zu den »marginalen Defekten«. Zur statistischen Auswertung wurden die prozentualen Anteile der verschiedenen Randqualitäten, bezogen auf die gesamte ausgemessene Randlänge, errechnet und die arithmetischen Mittelwerte den Klassen I, II und V zugeordnet.

6.2 Ergebnisse (Klinik)

Randschluß: Die initial perfekte marginale Adaptation der Inlays verschlechterte sich im Laufe des Beobachtungszeitraumes. Bereits nach sechs Monaten waren bei 45% der okklusionstragenden Klasse-I- und bei 58,8% der Klasse-II-Inlays marginale Imperfektionen sondierbar. Nach 12monatiger Liegedauer stieg der Anteil sondierbarer Mängel auf 80% bei Klasse-I- und 76,5% bei Klasse-II-Kavitäten. Nur die nichtokklusionsgetragenen Restaurationen der Klassen I und V wiesen auch nach einer Tragezeit von 12 Monaten einen klinisch perfekten Rand auf (Tab. 6 und 7).

Tabelle 6 Ergebnisse einer klinischen Nachuntersuchung an SR-Isosit-Inlays unter Berücksichtigung der sog. Ryge-Kriterien bei Klasse-I-, Klasse-II- und Klasse-V-Restaurationen. Marginale Adaptation (Tab. 6) und anatomische Form (Tab. 7); n = 43

Kontrollzeitpunkt	Grad	Anzahl der Inlays (%)		
		Klasse I (n = 20)	Klasse II (n = 17)	Klasse V (I) (n = 6)
Einsetztermin	A	20 (100)	17 (100)	6 (100)
	B	–	–	–
3 Monate	A	16 (80)	13 (76,5)	6 (100)
	B	4 (20)	4 (23,5)	–
6 Monate	A	11 (55)	7 (41,2)	6 (100)
	B	9 (45)	10 (58,8)	–
12 Monate	A	4 (20)	4 (23,5)	5 (83,3)
	B	16 (80)	13 (76,5)	1 (16,6)

Grad A: Keine Randimperfektionen sichtbar oder sondierbar
Grad B: Randimperfektionen sondierbar

Tabelle 7 Ergebnisse einer klinischen Nachuntersuchung an SR-Isosit-Inlays unter Berücksichtigung der sog. Ryge-Kriterien bei Klasse-I-, Klasse-II- und Klasse-V-Restaurationen. Marginale Adaptation (Tab. 6) und anatomische Form (Tab. 7); n = 43

Kontrollzeit-punkt	Grad	Anzahl der Inlays		
		Klasse I (n = 20)	Klasse II (n = 17)	Klasse V (I) (n = 6)
Einsetztermin	A	20	17	6
	B	–	–	–
3 Monate	A	20	17	6
	B	–	–	–
6 Monate	A	18	15	6
	B	2	24	–
12 Monate	A	16	15	6
	B	4	2	–

Grad A: Kontinuierlicher Übergang von Füllung und Schmelz
Grad B: Geringfügiger Materialverlust

Randverfärbung: Nach einjähriger Tragezeit traten im Randbereich bräunliche Verfärbungen auf.

Farbgebung: Die Farbgebung kann als voll befriedigend bezeichnet werden. Mit zunehmender Liegezeit konnte sogar eine Verbesserung der Farbanpassung beobachtet werden.

Anatomische Form: Nach 6 Monaten traten bei 2 Klasse-II-Restaurationen an unteren Molaren im Approximalbereich an der Randleiste Frakturen und Ausbrüche auf, nach 12 Monaten waren sowohl bei Klasse-I- als auch Klasse-II-Füllungen im okklusalen Randbereich Materialverluste zu beobachten (Tab. 6 und 7).

Abrasionen: Deutliche Spuren okklusalen Verschleißes wurden nach 12 Monaten an 3 Inlays beobachtet.

Sekundärkaries: Sie konnte im Rahmen der klinischen Kontrolle bisher nicht festgestellt und beobachtet werden.

Postoperative Beschwerden: In 4 Fällen berichteten die Patienten (10,8%) über Aufbißempfindlichkeiten wenige Tage nach Insertion, die auf okklusale Interferenzen zurückgeführt werden konnten und nach deren Beseitigung rückläufig waren.

6.3 Randanalyse

Die licht- und rasterelektronenmikroskopischen Untersuchungen bestätigten die klinischen Befunde. Unabhängig von der Größe und Lokalisation verschlechtert sich die marginale Adaptation der Inlays aus SR-Isosit. Nach 12 Monaten betrug der Anteil marginaler Defekte bei Klasse-I-Restaurationen 39,4%, bei Klasse-II-Restaurationen 40,4%. Nur die nichtokklusionstragenden Inlays der Klasse V bzw. I wiesen auch nach 1 Jahr einen hohen Anteil an perfektem Randschluß von 80% auf (Abb. 17 und 18).

Direkt nach der Insertion waren die Restaurationsränder besonders im Bereich tiefer Fissuren durch dünnauslaufende Zementüberschüsse maskiert. Durch Wegbrechen dieser instabilen Fahnen reduzierte sich der Prozentsatz an marginalen Überhängen mit zunehmender Liegedauer.

Den elektronenoptischen Beobachtungen zufolge läßt sich zwar an der Grenzfläche Befestigungskomposit/Zahnschmelz über die Schmelzätztechnik ein perfekter Randschluß erzielen, zwischen dem Zement und der Inlayoberfläche mit einer Konversionsrate von über 90% kommt es jedoch nicht mehr zu einem chemischen Verbund. Daher können gerade in diesem Kontaktbereich gleich nach der Insertion durch Kontraktion des Kunststoffes bedingte Spaltbildungen resultieren. Diese Dehiszenzen wurden auch durch einen Quellungsprozeß nach 12monatiger Liegedauer nicht kompensiert (Abb. 19).

In kaufunktionell belasteten Bereichen bilden die auslaufenden Kompositränder und nicht allseits hartsubstanzgefaßten Inlaybereiche (z. B. Randleistenbereich) einen Locus minoris resistentiae. Die mangelnde Kaustabilität manifestiert sich in

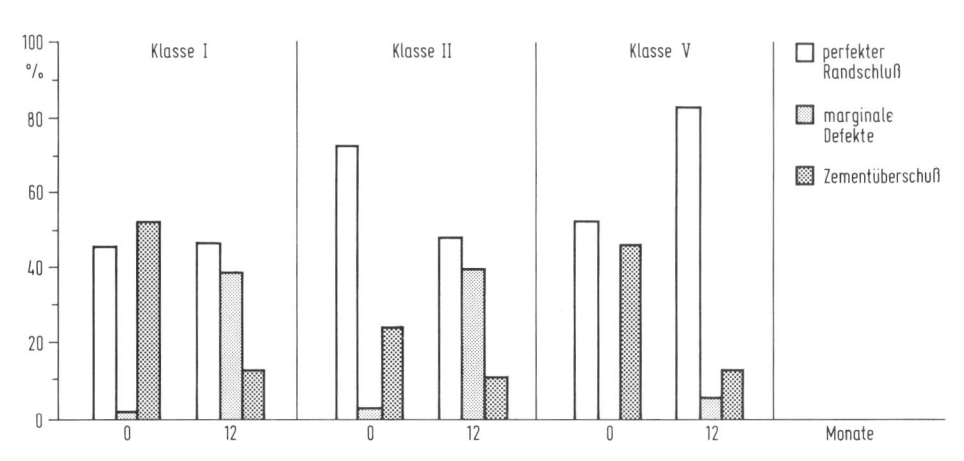

Abb. 17 Ergebnisse einer In-vivo-Untersuchung zur Adaptation von Klasse-I-, Klasse-II- und Klasse-V-SR-Isosit-Kompositinlays nach 12monatiger Liegedauer

Abb. 18

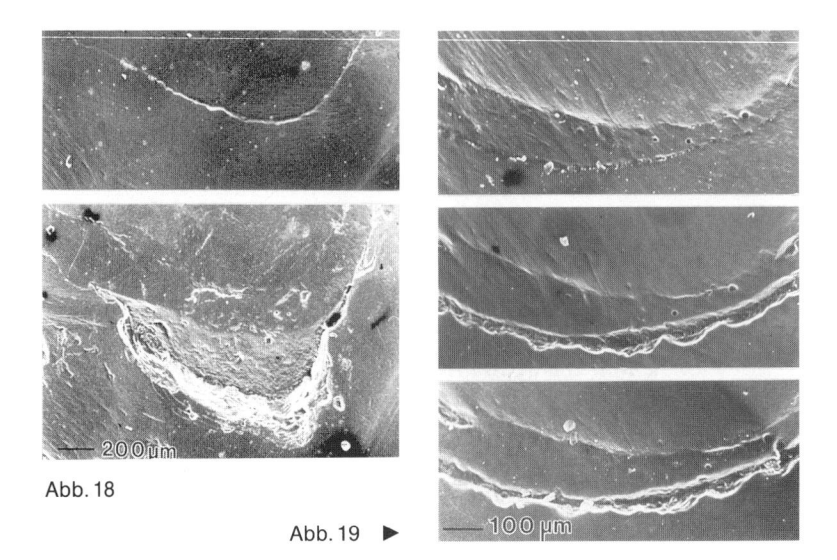

Abb. 19 ▶

Abb. 18 Elektronenoptische Aufnahme am Übergang Schmelz – Zementfuge – Komposit. Mit zunehmender Liegedauer kommt es gerade im Höckerbereich zu Frakturen und Ausbrüchen

Abb. 19 Spaltbildung zwischen Zementoberfläche und Kunststoffoberfläche nach 3- und 6monatiger Liegedauer

Form von Mikrofrakturen und Ausbrüchen am Inlayrand, während der Zement noch am Schmelz haften bleibt.

7 Kritische Bewertung und Indikation von Kunststoffüllungen

Bereits der Vergleich der Materialeigenschaften der Kunststoffe mit denen der Zahnhartsubstanz oder auch anderen metallischen Füllungsmaterialien läßt erkennen, daß Kunststoffe unübersehbare Schwächen aufweisen, die sie für die Anwendung im Seitenzahnbereich im Augenblick immer noch als wenig geeignet erscheinen lassen. Die Verschleißfestigkeit ist trotz einer geänderten Füllkörperstruktur immer noch unzureichend. Allerdings erweisen sich Mikrofüller gegenüber Makrofüllern oder sog. Hybriden als abrasions-resistenter und sind auf Hochglanz polierbar.

Noch größere Probleme entstehen bei der Polymerisationsschrumpfung, die auch durch Quellungsvorgänge im wäßrigen Milieu nicht kompensiert werden. Diese Kontraktion wirkt sich bei Kunststoffen, die unmittelbar nach Einbringen in die Kavität erhärten, stärker aus als bei indirekt hergestellten Kunststoff-Inlays.

Neuere Untersuchungen belegen, daß durch Verwendung von Dentin-Haftvermittlern die Randständigkeit nur geringfügig verbessert wird (*Davidson* et al. 1984). Farbpenetrationsversuche konnten zeigen, daß besonders die „Dentinhaftvermittlung" deutliche Imperfektionen aufweist, während die im Schmelz gelegenen Kavitätenränder nahezu farbundurchlässig waren (*Crim* 1987).

Die elastischen Eigenschaften, die eine unzureichende Bruch- und Biegefestigkeit aufweisen, führen besonders in okklusionsgetragenen Bereichen zu Sprüngen, Rissen und Frakturen am Füllungsrand (*Lutz* et al. 1986). Diese Erscheinungen werden verstärkt durch unterschiedliche Konversionsraten bei den verschiedenen Herstellungsverfahren. In der Kavität polymerisierte Inlays haben eine niedrigere Konversionsrate als indirekt hergestellte.

Dies verstärkt thermische Expansionseigenschaften, vermindert Bruch- und Biegefestigkeit und verringert die Verschleißfestigkeit.

Bei direkt in der Kavität erhärteten Kunststoffüllungen ergeben sich darüber hinaus Schwierigkeiten in der exakten Gestaltung approximaler Kontakte.

Auf diesem Hintergrund erscheinen Kunststoffüllungen, die direkt in der Kavität erhärten, für den Seitenzahnbereich nur dann geeignet, wenn sie keinen Belastungen ausgesetzt sind.

Um Frakturen zu vermeiden, wird eine strenge rechtwinklige Randgestaltung der Kavität gefordert. Diese Forderung läßt sich bei besonderen okklusalen Verhältnissen mit steiler Höckerneigung nicht in vollem Umfang erfüllen. Es entstehen zwangsläufig bei korrekter Präparation dünn auslaufende Inlayränder. Diese sind unter Kaubelastung besonders frakturgefährdet, zumal die Inlaykanten nicht über den Befestigungszement stabilisiert werden. Der hohe Polymerisationsgrad des hitzegehärteten Inlays verhindert einen effektiven chemischen Verbund über den Zement mit dem angeätzten Schmelz im Sinne einer „Anpolymerisation".

Praktisch-klinische Erfahrungen zeigen immer wieder, daß Kunststoffe im Seitenzahnbereich bei Klasse-I- und Klasse-II-Kavitäten gegenüber Amalgam-Restaurationen nur eine sehr begrenzte Lebensdauer haben (*Prati* et al. 1988). Oft können sie nur als ein stabileres Provisorium betrachtet werden. Wir halten Kunststoffe, die in der Kavität polymerisiert werden, nach wie vor nur für die Klassen V, III und IV indiziert, obwohl einige Publikationen Gegenteiliges berichten (*Wilson* et al. 1986, *Norman* et al. 1988, *Wilder* et al. 1984).

Da es sich aber auch bei der Versorgung von Seitenzahnläsionen mit Kompositinlays um ein anspruchsvolles, technisch sensitives Verfahren handelt, muß der klinische Einsatz der Kunststoff-Inlays von einer korrekten strengen Indikationsstellung abhängig gemacht werden (Abb. 20). Die Indikation sollte auf wenig kaubela-

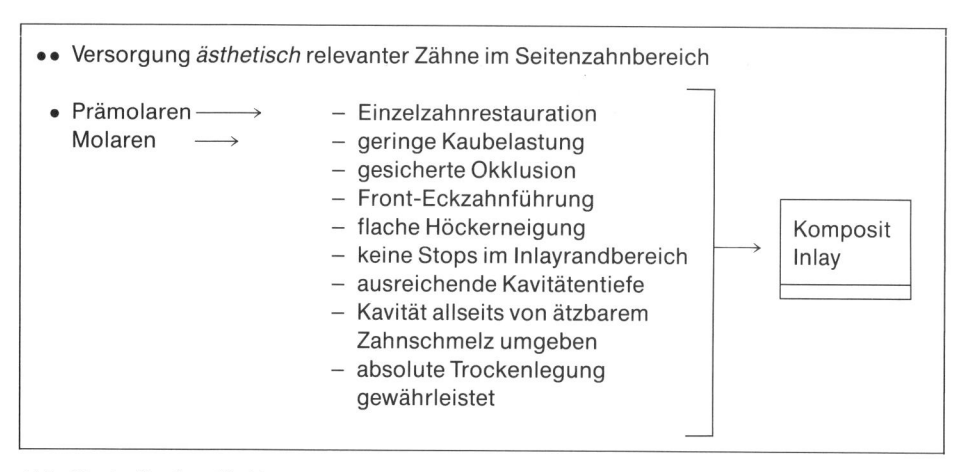

```
•• Versorgung ästhetisch relevanter Zähne im Seitenzahnbereich

 • Prämolaren ⟶    – Einzelzahnrestauration
   Molaren    ⟶    – geringe Kaubelastung
                   – gesicherte Okklusion
                   – Front-Eckzahnführung              ⟶  Komposit
                   – flache Höckerneigung                 Inlay
                   – keine Stops im Inlayrandbereich
                   – ausreichende Kavitätentiefe
                   – Kavität allseits von ätzbarem
                     Zahnschmelz umgeben
                   – absolute Trockenlegung
                     gewährleistet
```

Abb. 20 Indikation für Komposit-Inlays

stete Klasse-I-Restaurationen im Molarenbereich und wenig kaubelastete Klasse-I- und -II-Restaurationen im Prämolarenbereich beschränkt bleiben.

Bei der Anwendung moderner zahnfarbener Füllungsmaterialien im Seitenzahnbereich sollte man stets berücksichtigen, daß ein Komposit – auch in Form eines Komposit-Inlays – ein Werkstoff bleibt, dem Schwächen anhaften, die sie gegenüber metallischen Füllungsmaterialien unterlegen erscheinen lassen. Die Technologie des Kompositinlays bietet zwar die Möglichkeit, die Problematik der Polymerisationsschrumpfung auf ein Minimum – nämlich die Kontraktion des Befestigungskomposits – zu reduzieren und den Konversionsgrad des Kunststoffes zu erhöhen. Ungelöst bleiben jedoch die differierenden thermischen Expansionskoeffizienten von Komposit und Zahnhartsubstanz, die Quellung des Kunststoffes unter Wasserzutritt sowie die auf Dauer fragliche Abrasionsresistenz, Mundhöhlenbeständigkeit und ausreichende Biege- und Bruchfestigkeit. Solange kein Kunststoff entwickelt ist, der in seinen elastischen Eigenschaften denen der metallischen Füllungen gleichkommt, bleibt der Ersatz im Seitenzahn begrenzt.

8 Zusammenfassung

Es wird eine Übersicht über den derzeitigen Erkenntnisstand zur Anwendung von Kunststoffüllungen im Seitenzahnbereich gegeben. Ausgehend von der Feststellung, daß auch im Seitenzahngebiet Kunststoffüllungen nur in Verbindung mit der sog. Adhäsivtechnik einzusetzen sind, werden die verschiedenen Techniken kritisch betrachtet. Zur Anwendung kommen vor allem ein intraorales Verfahren, bei dem der in die Kavität eingebrachte Kunststoff nach Anätzen der Schmelzränder in situ chemisch oder photochemisch erhärtet, und ein direktes oder indirektes Inlay-

Verfahren, bei dem ein im Munde vormodelliertes Inlay nachgehärtet oder ein Inlay nach Abdruck im Labor gefertigt werden. Das Festsetzen des Inlays erfolgt mit Hilfe eines speziellen Befestigungszementes auf Kunststoffbasis. Aufgrund unterschiedlicher Zusammensetzung sind auch die Materialeigenschaften wie Elastizität, Bruch- und Biegefestigkeit, Abriebverhalten und Härte der für den Seitenzahnbereich als geeignet empfohlenen Kunststoffmaterialien miteinander nicht vergleichbar.

Für den Seitenzahnbereich haben sich mikrogefüllte oder sog. hybride Kunststofffüllungsmaterialien gegenüber makrogefüllten als abriebfester erwiesen. Die Verankerung der Kunststoffüllung über ein retentives Ätzmuster im Schmelz führt sowohl bei der Erhärtung der in der Kavität erhärtenden Füllung als auch der Polymerisation des Befestigungszementes aufgrund der Schrumpfung zu Spannungen im Kunststoff und damit zu Rissen und Frakturen. Schwachpunkt der Kavitätenversorgung mit einer Kunststoffüllung bleibt vor allem die zervikoapproximale Stufe. Hier fehlt oft anätzbarer Schmelz. Sog. Dentinadhäsive führen zu keiner besseren Haftung. Durch die photochemische Härtung sollen die Schrumpfungsvektoren in ihrer Richtung beeinflußbar sein. Eine Polymerisationsschrumpfung der Kunststoffe und Befestigungszemente ließe sich somit im zerviko-approximalen Bereich über sog. Lichtkeile in der Weise lenken, daß die Vektoren auf die Stufe gerichtet werden und eine Spaltbildung verhindert wird.

Neuere Untersuchungen belegen allerdings, daß auch bei der photochemischen Härtung die Schrumpfungsvektoren auf einen Massenmittelpunkt gerichtet sind. Kunststoffe, die in der Kavität erhärten, weisen gegenüber extraoral polymerisierten eine geringere Konversionsrate (50–70%), eine geringere Abriebfestigkeit, eine unbefriedigendere okklusale und approximale Adjustierung während der Applikation, eine stärkere Schrumpfung und eine damit verbundene erhöhte Gefahr einer Spaltbildung im Übergangsbereich Schmelz/Füllungsmaterial auf, besonders an der zerviko-approximalen Stufe.

Es scheint daher geraten, bei der Wahl eines Seitenzahnkomposits, sich für die Herstellung über ein extraorales Verfahren zu entscheiden. In eigenen klinischen und experimentellen Untersuchungen konnte belegt werden, daß die Qualität des Seitenzahninlays sich sowohl bei Klasse-I- als auch Klasse-II-Restaurationen im Verlauf eines Jahres drastisch verschlechtert, sobald sie in okklusionstragende Bereiche ausgedehnt werden. Dabei kommt der rasterelektronenoptisch gestützten Randanalyse eine klinische Parameter kontrollierende Funktion zu. Aus den Untersuchungen wird eine Indikationstabelle für den Einsatz der extraoral gefertigten Kunststoffinlays abgeleitet.

Literatur

[1] *Boksman, L., Jordan, R. E., Suzuki, M., Charles, D. H.:* A visible light-cured posterior composite resin: result of a 3-year clinical evaluation. J Am Dent Ass 112, 627 (1986)
[2] *Causton, B. E.:* Improved bonding of composite restorative to dentine. Brit Dent J 156, 93 (1984)
[3] *Closhen, R. W., Ketterl, W.:* Experimentelle Untersuchungen über das Verhalten der Versiegelung bei thermischer und mechanischer Beanspruchung. Dtsch Zahnärztl Z 29, 546 (1974)
[4] *Crim, G. A.:* Assessment of mikroleakage of 12 restorative systems. Quintessence Int 18, 419 (1987)
[5] *Davidson, C. L., De Gee, A. J., Feilzer, A.:* The competition between the composite-dentin bond strength and the polymerization contraction stress. J Dent Res 63, 1396 (1984)
[6] *Füllemann, J., Lutz, F.:* Direktes Kompositinlay. Schweiz Mschr Zahnheilk 98, 759 (1988)
[7] *Gibson, G. M., Patton, R. E., Richardson, A. S., Waldman, R.:* A clinical evaluation of occlusal composite and amalgam restoration: one and two years results. J Am Dent Ass 104, 335 (1982)
[8] *Hannig, M., Albers, H.-K.:* Kompositinlays aus SR-Isosit im Klinischen Kurzzeittest. Dtsch Zahnärztl Z 45, 236 (1990)
[9] *Hannig, M., Albers, H.-K., Bischoff, H.:* Ein modifiziertes Herstellungsverfahren für Kompositinlays aus Isosit IO. Quintessenz Zahntechnik 15, 1391 (1989)
[10] *Hansen, E. K.:* Visible light-cured composite resins: polymerization, contraction, contraction pattern and hygroscopic expansion. Scand J Dent Res 90, 329 (1982)
[11] *Hansen, E. K.:* Contraction pattern of composite resins in dentine cavities. Scand J Dent Res 90, 480 (1982)
[12] *Jørgensen, K. D.:* Restorative resins: abrasion vs. mechanical properties. Scand J Dent Res 88, 557 (1980)
[13] *Koch, R.:* SR-Isosit Inlay/Onlay-Standardfüllung der Zukunft. Swiss Dent 8, 7 (1987)
[14] *Krejci, J., Sparr, D., Lutz, F.:* A three-sited light curing technique for conventional class II composite restorations. Quintessence Int 18, 125 (1987)
[15] *Lambrechts, P., Ameye, C., Vanherle, G.:* Conventional and microfilled composite resins. Part II: Chip fractures. J Prosthet Dent 48, 527 (1982)
[16] *Lampert, F.:* Die Komposit-Seitenzahnfüllung aus klinischer Sicht. Dtsch Zahnärztl Z 39, 349 (1984)
[17] *Lutz, F.:* Beiträge zur Entwicklung von Seitenzahn-Composites. KAR/PAR/PZM, Zürich 1980
[18] *Lutz, F., Krejci, J., Oldenburg, T. R.:* Elimination of polymerization stresses at the margins of posterior composite resin restorations: a new restorative technique. Quintessence Int 17, 777 (1986)
[19] *Lutz, F., Krejci, J., Mörmann, W.:* Die zahnfarbene Seitenzahnrestauration. Philipp J 4, 127 (1987)
[20] *Marolf, R., Roulet, J.-F., Mörmann, W. H., Lutz, F.:* Kompositinlays – Randqualität und Verschleiß nach 6 Monaten. Schweiz Mschr Zahnheilk 94, 1215 (1984)
[21] *Mörmann, W. H., Ameye, C., Lutz, F.:* Komposit-Inlays: Marginale Adaptation, Randdichtigkeit, Porosität und okklusaler Verschleiß. Dtsch Zahnärztl Z 37, 438 (1982)
[22] *Nakabayashi, N., Masuhara, E.:* Development of adhesive pit and fissure sealants using a MMA resin initiated by a Tri-n-butyl borane derivate. J Biomed Mater Res 12, 149 (1978)
[23] *Nolden, R.:* Vergleichende Untersuchungen mechanischer Eigenschaften der derzeitigen selbsthärtenden und lichthärtenden Füllungskunststoffe. Dtsch Zahnärztl Z 35, 506 (1980)
[24] *Norman, R. D., Wilson, N. H. F.:* Three-year findings of a multiclinical trial for a posterior composite. J Prosthet Dent 59, 577 (1988)

[25] *Pearson, G. J., Braden, M.:* The effects of long-term water immersion on composite filling materials. J Dent Res 56, 126 (1977)
[26] *Reinhardt, K.-J., Vahl, J.:* Einfluß von Sauerstoff und Feuchtigkeit auf EV-polymerisierbare Versiegelungsmaterialien. Dtsch Zahnärztl Z 33, 384 (1978)
[27] *Reinhardt, K.-J., Smolka, R.:* Kunststoffe im Seitenzahnbereich – Füllung oder Inlay. Dtsch Zahnärztl Z 43, 909 (1988)
[28] *Reinhardt, K.-J.:* Die Schrumpfungsrichtung von Photopolymerisaten und ihre Wechselwirkung mit Unterfüllungsmaterialien. Dtsch Zahnärztl Z 44, 165 (1989)
[29] *Roulet, J. F.:* Degradation of dental polymers. Karger, Basel 1987
[30] *Roulet, J. F.:* Werkstoffkundliche Parameter und ihre Auswirkungen auf die Klinik. Dtsch Zahnärztl Z 43, 884 (1988)
[31] *Rümann, F., Lutz, F.:* Komposits als Amalgamersatz – klinische und experimentelle Resultate. Quintess Zahnärztl Lit 31, 133 (1980)
[32] *Ryge, G.:* Clinical criteria. Int Dent J 30, 347 (1980)
[33] *Schaller, H. G., Götze, W., Bertrams, U.:* Prüfung der Wandständigkeit verschiedener Kompositkunststoffe im Seitenzahnbereich. Dtsch Zahnärztl Z 43, 914 (1988)
[34] *Schwickerath, H., Nolden R.:* Der Einfluß des E-Moduls von Füllungswerkstoffen auf den Randspalt unter Dauerbeanspruchung. Dtsch Zahnärztl Z 37, 442 (1982)
[35] *Shortall, A. C.:* Microleakage, marginal adaption and composite resin restoration. Brit Dent J 153, 223 (1982)
[36] *Söderholm, K. J.:* Die hydrolytische Degradation von Composites. Teil I: Physikalisch-chemische Grundlagen. Philipp J 6, 323 (1988)
[37] *Wilder, A. D., May, K. N., Leinfelder, K. F.:* Five-year clinical study of UV-polymerized composites in posterior teeth. J Am Dent Ass Res, Abstract No. 1497 (1984)
[38] *Wilson, N. H. F., Smith, G. A., Wilson, M. A.:* A clinical trial of a visible light-cured posterior composite resin restorative-three year results. Quintess Int 17, 643 (1986)

Anschrift der Verfasser:
Prof. Dr. Dr. H.-K. Albers, Dr. M. Hannig, Abt. Zahnerhaltung im Zentrum Zahn-, Mund- und Kieferheilkunde der Christian-Albrechts-Universität, Arnold-Heller-Str. 16, D-2300 Kiel 1.

Marginale Adaptation von maschinell hergestellten Onlays in vitro

Von *M. B. Hürzeler, E. Zimmermann* und *W. H. Mörmann*, Zürich

1 Einleitung

In der restaurativen Zahnmedizin werden immer wieder neue Materialien und Methoden entwickelt, welche die Anwendung zahnfarbener Werkstoffe als okklusionstragende Seitenzahnfüllung erlauben. Das Ziel ist es, Defekte in der Zahnhartsubstanz in Farbe, Form und Funktion so wiederherzustellen, daß sie dem natürlichen Idealzustand möglichst nahekommen. Diese Forderungen konnten mit den konventionellen Restaurationstechniken und Materialien bisher nicht in jeder Hinsicht befriedigend gelöst werden.

Zur Zeit bieten sich für die Herstellung großer höckerüberdeckender zahnfarbener Restaurationen (Onlays) eine Reihe von alternativen materialspezifischen Techniken an:

Komposite:
- in situ licht- bzw. chemisch gehärtete Kompositfüllungen,
- direkte in situ polymerisierte, extraoral nachvergütete Komposit-Inlays,
- indirekte im zahntechnischen Labor hergestellte Komposit-Inlays;

Keramik und Porzellan:
- Onlays aus Glaskeramik (Gußtechnik),
- Onlays aus Porzellan und Keramik (Feldspatmaterialien, Aufbrenntechnik),
- computergestütztes, maschinelles Formschleifen von Onlays aus fabrikgefertigen Porzellan, Glaskeramik- und Komposit-Materialkörpern mit dem CEREC®-System.

Die Problematik der Verschleißfestigkeit und Beständigkeit von Kompositrestaurationen ist bekannt (*Lutz* et al. 1984, *Roulet* 1987). Der Wunsch nach einer schnellen direkten Herstellungsmöglichkeit von zahnfarbenen Restaurationen stand oft zur Diskussion. Dies hat zur Entwicklung des CEREC®-Systems entscheidend beigetragen. Mit dem CEREC®-System lassen sich Inlays, Onlays und Veneers aus fabrikgefertigten Materialrohlingen direkt maschinell formschleifen. Die erhaltenen Restaurationen werden adhäsiv unter Verwendung der Säureätztechnik und eines Versiegler-Kompositsystems eingesetzt (*Buonocore* 1955, *Mörmann* et al. 1985). Das Porzellan wird ebenfalls geätzt und mit Bonding Agent und Zementierungs-Komposit adhäsiv mit dem Schmelz verbunden (*Calamia* 1985,

Calamia et al. 1986, *Mörmann* u. *Brandestini* 1989). Experimentelle Arbeiten über die adhäsive Befestigung von Onlays und die marginale Adaptation solcher Restaurationen sind nicht bekannt.

Die vorliegende In-vitro-Arbeit untersuchte die marginale Adaptation mit dem CEREC®-System aus Porzellan, Komposit und Glaskeramik hergestellten Onlays unter dem Einfluß einer Temperaturwechsel- und okklusalen Schwelldruckbelastung.

2 Material und Methoden

Für die Untersuchung wurden 24 extrahierte kariesfreie menschliche Ober- und Unterkiefermolaren benutzt. Sie wurden in einer 0,1%-Thymollösung aufbewahrt. Zur Fixation in der Schwelldruck-Thermocyclingapparatur wurden die Versuchszähne auf REM-Probenteller aus Aluminium zentrisch montiert. Es wurden vier Serien zu je sechs Zähnen hergestellt. In Serie 1 bis 3 lagen die Kavitätenränder im Schmelz, in Serie 4 wurden die zervikalen Ränder ins Dentin verlegt (Tab. 1).

Tabelle 1   Versuchsgruppen mit unterschiedlichen Materialien und Präparationsrändern in Schmelz bzw. Dentin

Gruppen	Material/Präparation
1	Vita-Cerec-Porzellan, zervikale Präparationsränder im Schmelz
2	HT-Komposit, zervikale Präparationsränder im Schmelz
3	Glaskeramik, zervikale Präparationsränder im Schmelz
4	Vita-Cerec-Porzellan, zervikale Präparationsränder im Dentin

Die Präparationen der Kavitäten erfolgte nach folgenden Vorschriften:

- Es wurde von einer standardisierten MOD-Inlaypräparation ausgegangen (*Jans* 1987).
- Anschließend wurde ein großer Höcker abgetragen und der approximale Kasten nach der entsprechenden oro-fazialen Seite hin, unter Wahrung der Präparationstiefe, extendiert (Abb. 1a).
- Die Grobpräparation erfolgte mit dem Airotor bei ca. 200 000–300 000 U/min und mit einem zylindrischen Diamantschleifer mit der Belegungskorngröße 80 µm.
- Zum Schluß wurden alle Schmelzkanten zur Vermeidung von Randfrakturen, wie sie in Vorversuchen aufgetreten waren, in ihrer äußeren Hälfte mit einer 0,5 mm breiten, adhäsiven Feinschrägung (short bevel) gebrochen; dazu wurde ein feiner Diamantschleifkörper (Korngröße 40 µm) im roten Winkelstück (ca. 120 000 U/min) verwendet.
- Die Kontrolle der Präparation wurde bei sechsfacher Vergrößerung unter dem Binokular durchgeführt.

Nach der Präparation wurden die Onlays mit dem CEREC®-System hergestellt. Die CEREC®-Restaurationstechnik (*Mörmann* et al. 1987, *Mörmann* 1987, *Mörmann* u. *Brandestini* 1989) gliedert sich in drei Arbeitsschritte. Zuerst wird die präparierte Kavität mit einer speziellen Mundkamera optisch abgetastet (Abb. 1b) und anhand des Videobildes bei achtfacher Vergrößerung beurteilt (Abb. 1c). Die Kamerablickachse wird so gewählt, daß eine klare Einschubachse für den Paßkörper besteht. Sobald sich die Kavität mit einer optimalen prospektiven Einschubachse darstellt, wird die augenblickliche (0,2 s), dreidimensionale Vermessung durch Betätigung des Fußpedals der CEREC®-Einheit ausgelöst. Der nächste Schritt ist die halbautomatische Konstruktion des Füllungskörpers mit Unterstützung des Computers. Die wesentlichen Markierungspunkte müssen von Hand mit der Zeichenkugel konstruiert werden. Nach der Beendigung der Konstruktion erfolgt das vollautomatische Formschleifen der Restaurationskörper durch die Schleifeinheit des CEREC®-Systems. In der vorliegenden Untersuchung wurden die Onlays nach dem Abschluß des automatischen Schleifens einprobiert und die Kauflächen grob konturiert. Die Feinausarbeitung erfolgte nach dem Zementieren.

Für die Versuche wurden für die Serie 1: Vita-CEREC®-Porzellan (Vita, Bad Säckingen), Serie 2: gepreßtes Hybridkomposit (experimentell: Kulzer, Friedrichsdorf), Serie 3: Glaskeramik (*Vogel* 1983) (Kulzer, Friedrichsdorf) und Serie 4: Vita-CEREC®-Porzellan (vgl. Serie 1) verwendet. Die Restaurationen wurden mit einem Zweikomponenten-Kompositmaterial (CEREC®-Zement: Kulzer, Friedrichsdorf) einzementiert. Vor dem Zementieren wurden die mit dem 40-μm-Diamanten nachfinierten Schmelzränder mit Ätzgel (37%ige Phosphorsäure) während 60 s (Abb. 1d), das Onlay mit CEREC®-Ätzgel (4,9%ige Flußsäure) während 90 s (Abb. 1e) geätzt. Danach erfolgte das Absprayen (20 s) und Trocknen (20 s) des Schmelzes und des Onlays. Die Kavität und das getrocknete Onlay wurden mit einem Adhäsiv benetzt (Abb. 1f), bevor der Zement mit einem Spatel in die Kavität appliziert wurde. Mit Fingerdruck wurde das Onlay zur Hälfte eingeschoben. Die ausgepreßten, groben Materialüberschüsse wurden mit einem Spatel entfernt und das Onlay danach definitiv eingepreßt. Das schwach überschüssige Material wurde mit einem Spatel über die Zementfuge verstrichen. Anschließend wurde das licht- und chemisch härtende Material mit einer Polymerisationslampe ausgehärtet.

Die Ausarbeitung erfolgte mit Feindiamantschleifkörpern (Intensiv SA; Lugano) und mit Sof-Lex Discs (Abb. 1g) (3M [Schweiz] AG, Rüschlikon). Von den so ausgearbeiteten, mit Onlays restaurierten Zähnen (Abb. 1h) wurden mit Hilfe eines Polysiloxanabdruckmaterials (Rapid: Coltène AG, Altstätten) Abdrücke vom Randbereich zur REM-Auswertung genommen.

Die Zähne wurden einer standardisierten Temperatur- und Kaudruckswechselbelastung ausgesetzt (*Roulet* 1987). Dabei wurden die Restaurationen mit einem

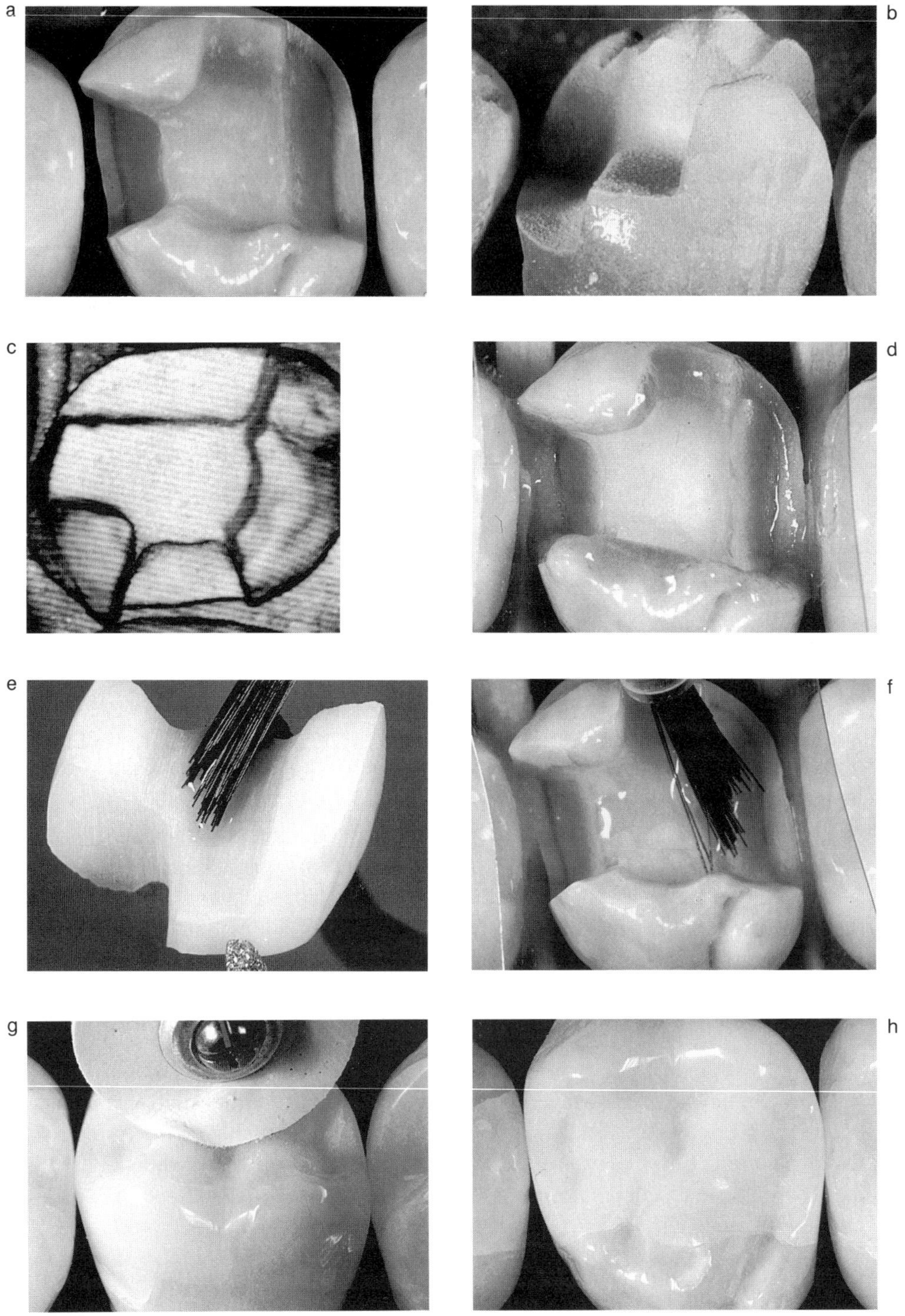
a
b
c
d
e
f
g
h

zentral auf der Okklusalfläche aufliegenden Bolzen mit einer Frequenz von 1,6 Hz 500000mal belastet. Die applizierte Kraft von 72,5 N wies einen sinusförmigen Verlauf auf. Zur gleichen Zeit wurde ein Thermocycling durchgeführt, wobei die Füllungen im Abstand von vier Minuten 1250mal von 5° auf 55° und zurück auf 5° Celsius erwärmt und dann wieder abgekühlt wurden. Anschließend an den Thermocycling- und Schwelldrucktest und nach erneuter Abdrucknahme für Replikas wurden die Versuchszähne noch einem Farbpenetrationstest in einem Immersionsbad von 0,5%iger basischer Fuchsinlösung unterzogen.

Bei 200facher Vergrößerung wurde der gesamte Füllungsrand unter dem REM in Einzelbildern ausgewertet. Beurteilt wurde das Vorhandensein der in Tabelle 2 zusammengestellten Randqualitäten. Dies erfolgte an den Adhäsionsgrenzflächen zwischen Zahnhartsubstanz/Komposit (S = Schmelzrand) einerseits und Komposit/Onlay (R = Restaurationsrand) andererseits.

Tabelle 2 Beurteilung der mikromorphologischen Erscheinungsformen der Restaurationsränder im Rasterelektronenmikroskop bei 200facher Vergrößerung

Kriterien
Perfekter Rand (PR)
Randspalt (RS)
Schmelzrandfraktur (SRF)
Zementfraktur (ZRF)
Ueberschuß (Ue)
Unterschuß (Us)

◀ Abb. 1 a) Präparation der Onlaykavität; deutlich sichtbar sind die fast senkrechten axialen Kavitätenwände

Abb. 1 b) Zur optischen Abtastung muß die Kavität mit einer dünnen, opaken Puderschicht bedeckt werden; dies ist die Voraussetzung für die optische Vermessung

Abb. 1 c) Auf dem Monitor wird geprüft, ob die zervikalen Stufen und die okklusalen Ränder mit genügender Schärfe eingestellt sind und ob die Aufnahmerichtung mit der prospektiven Einschubachse übereinstimmt

Abb. 1 d) Mit Hilfe einer Kanülenspritze kann der Schmelz gezielt mit Ätzgel benetzt werden

Abb. 1 e) Die Innenseite des Onlays wird mit schwach konzentrierter Flußsäure bepinselt

Abb. 1 f) Der geätzte Zahnschmelz und die gesamte Kavität werden mit Bonding Agent ausgestrichen und so dünn wie möglich ausgeblasen

Abb. 1 g) Die Politur okklusal wird mit Sof-Lex Disks (3M) durchgeführt

Abb. 1 h) Das fertig polierte CEREC®-Onlay (hier Glaskeramik) paßt sich farblich und morphologisch gut an

3 Resultate

Die Durchschnittswerte der Randqualität, aufgegliedert nach den verschiedenen Randabschnitten, axial, zervikal und okklusal je auf der Seite des Inlaykastens (Inlay) und auf der Seite des Höckerersatzes (Onlay), sind in den Abbildungen 2 bis 5 mit ihren Vertrauensbereichen auf dem 95%-Niveau dargestellt. Aus den graphischen Darstellungen geht deutlich hervor, daß ein hoher Prozentsatz „perfekter Rand" am gesamten Füllungsrand sowohl vor und nach dem Belastungstest mit den drei getesteten Restaurationsmaterialien erreicht wurde, solange der Füllungsrand im Schmelz lag. Die mikromorphologische Randanalyse ergab zervikal vor und nach dem Test bei Vita-CEREC®-Porzellan im Schmelz 98,0 ± 4,8% bzw. 97,9% ± 4,8% im Inlaybereich und 100% bzw. 98,5 ± 3,5% auf der Onlayseite. Die Werte für das HT-Komposit und die Glaskeramik lagen in ähnlichen Dimensionen. Deutliche Unterschiede ergaben sich, wenn der zervikale Rand der Restauration im Dentin lag (Abb. 5). Dies führte schon initial zu schlechteren Resultaten. Bei den approximalen Dentinrändern betrugen die Werte im Inlayteil vor und nach dem Test 61,0% ± 17,2% bzw. 55,9 ± 18,7% und im Onlayteil 76,2 ± 21,1% bzw. 46,9 + 25,1%. Im benachbarten Schmelz wurde die Randqualität dadurch nicht beeinträchtigt. Der Prozentsatz „perfekter Rand" lag dort vor und nach dem Test bei über 90%. Die Interphase Restaurationskörper-Zementierungskomposit (R) war bei keinem getesteten Material ein Problem. Die Adaptationswerte lagen dort vor und nach dem Test bei allen Materialien praktisch bei 100%. Angesichts der unterschiedslos guten Resultate an den Schmelzrändern und der eindeutig schlechten marginalen Adaptation gegenüber dem Dentin erübrigte sich eine über die graphische Darstellung der Durchschnittswerte mit Vertrauensbereichen hinausgehende statistische Bearbeitung (Abb. 2 bis 5).

Der Farbpenetrationstest ergab bei allen Gruppen mit zervikalem Präparationsrand im Schmelz vollständige Penetrationsresistenz. Der Penetrationsgrad in der Versuchsgruppe mit den zervikalen Präparationsgrenzen im Dentin betrug auf der Inlayseite 3,0 ± 1,1 und auf der Onlayseite 2,6 ± 1,5 (Tab. 3).

Marginale Adaptation von maschinell hergestellten Onlays in vitro 145

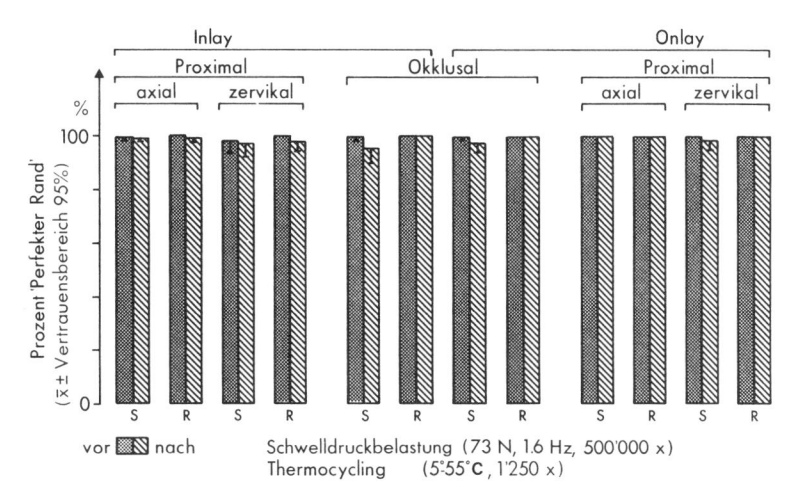

Abb. 2 Marginale Adaptation von CEREC®-Onlays (n = 6), Versuchsserie 1 mit den Präparationsgrenzen im Schmelz, Material: Vita-CEREC®-Porzellan.
REM-Randanalyse bei 200facher Vergrößerung. S = Interphase Schmelz-Zementierungskomposit; R = Interphase Porzellan-Zementierungskomposit

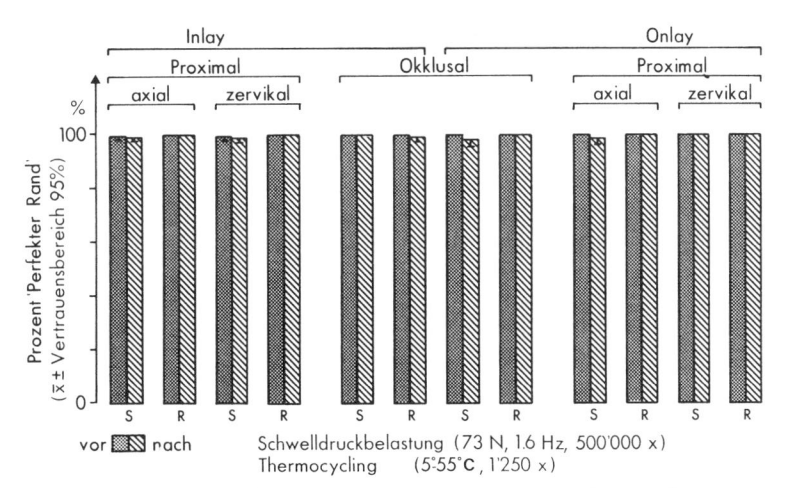

Abb. 3 Marginale Adaptation von CEREC®-Onlays (n = 6), Versuchsserie 2: Präparationsgrenzen im Schmelz. Restaurationsmaterial: HT-Komposit (= vorgefertigte Kompositblöcke aus experimentellem Hybridkomposit).
REM-Randanalyse bei 200facher Vergrößerung. S = Interphase Schmelz-Zementierungskomposit; R = Interphase HT-Komposit-Zementierungskomposit

MARGINALE ADAPTATION: Cerec - Onlays (n = 6)
Versuchsserie 3: Präparationsgrenzen im Schmelz, Glaskeramik

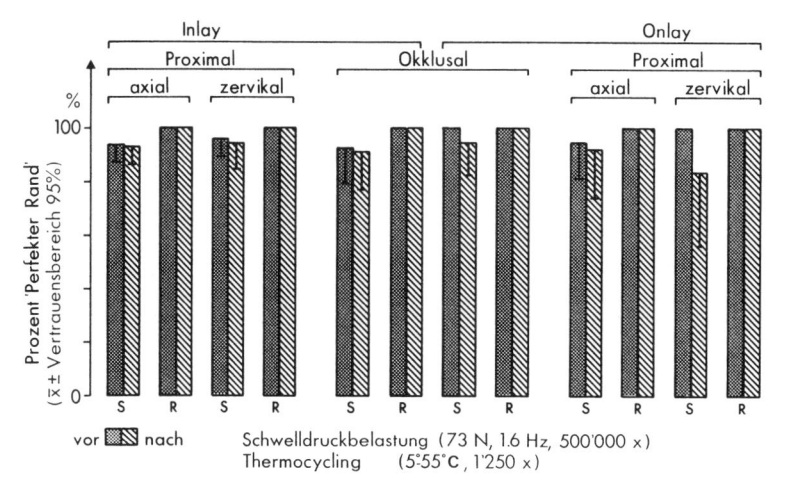

Abb. 4   Marginale Adaptation von CEREC®-Onlays (n = 6). Versuchsserie 3: Präparationsgrenzen im Schmelz. Restaurationsmaterial: experimentelle Glaskeramik.
REM-Randanalyse bei 200facher Vergrößerung. S = Interphase Schmelz-Zementierungskomposit; R = Interphase Glaskeramik-Zementierungskomposit

MARGINALE ADAPTATION: Cerec - Onlays (n = 6)
Versuchsserie 4: Präparationsgrenzen im Dentin, Vita-Cerec-Porzellan

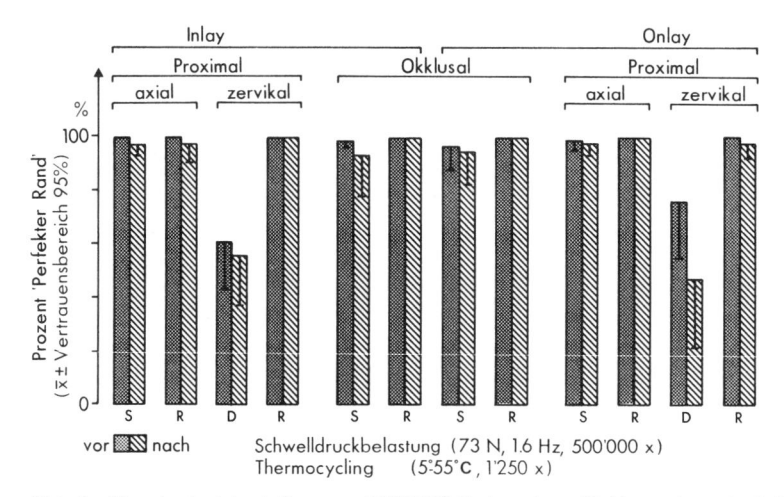

Abb. 5   Marginale Adaptation von CEREC®-Onlays (n = 6). Versuchsserie 4: Präparationsgrenzen im Dentin. Restaurationsmaterial: Vita-CEREC®-Porzellan.
REM-Randanalyse bei 200facher Vergrößerung. S = Interphase Dentin-Zementierungskomposit; R = Interphase Porzellan-Zementierungskomposit

Tabelle 3 Beurteilung der Farbpenetration am Restaurationsrand

Grad	Definition
0	keine Penetration
1	Penetration bis zur Mitte des gingivo-approximalen Schmelzes
2	Penetration entlang des Schmelzes bis zur Schmelz-Dentingrenze
3	Penetration bis in die Mitte der horizontalen Stufe des Approximalkastens
4	Penetration entlang der ganzen Breite der approximalen Kastenstufe
5	Penetration bis zur axialen Wand oder ins Tubulussystem

4 Diskussion

In der vorliegenden Arbeit wurde versucht, CEREC®-Onlays mit perfekter marginaler Adaptation und absoluter Randdichtheit zu erhalten. Die Brechung der äußeren Schmelzkanten mit einer Feinschrägung zur Vermeidung von Schmelzrandfrakturen führte jedoch okklusal zu relativ breiten Adhäsionszonen von im Mittel 300 µm. Die erreichte hohe Randqualität von über 90% perfektem Rand vor und nach der Schwelldruck-Thermocyclingbelastung zeigt, daß diese Fugenbreite keinen nachteiligen Effekt auf die Randqualität hatte. Zementierungsbreiten bis zu ca. 200 µm sind auch aus den REM-Befunden anderer Untersuchungen (*Jensen* 1988) mit konventionellen Porzellanrestaurationen bekannt. Klinisch kann in okklusalen Zementierungsfugen mit Breiten von 100 bis 200 µm am Zementierungskomposit (*Nathanson* u. *Hassan* 1987, *Sheth* u. *Jensen* 1988) bereits nach einem Jahr ein Substanzverlust auftreten (*Leinfelder* 1987). Um die Spaltüberbrückung okklusal möglichst dauerhaft zu gestalten, wird angenommen, daß die Fugenbreite 100 µm nicht wesentlich überschreiten sollte. Es wird vorgeschlagen, Komposite zu verwenden, die im kontaktfreien Bereich pro Jahr weniger als 10 µm verlieren (*Leinfelder* 1987, *Taleghani* et al. 1987, *Leinfelder* et al. 1989). Moderne Hybridkomposite erfüllen diese Forderung (*Krejci*, in Vorbereitung). Solche Materialien weisen bei In-vitro-Tests in Zementfugen von 118 bis 155 µm Breite einen Substanzverlust von 16–17 µm auf (*Krejci* in Vorbereitung). Klinische Nachuntersuchungen von dreißig mehr als 3 Jahre alten CEREC®-Inlays/Onlays zeigten eine Zunahme der mit der feinen Sonde tastbaren Ränder von 30% (*Götsch* et al. 1990).

Die rasterelektronenmikroskopische Beurteilung der okklusalen Ränder von 12 MOD-Inlays, welche seinerzeit mit DUO-Cement (Coltène, Altstätten) eingesetzt worden waren, ergab zwischen Schmelz und Komposit in 85 ± 10% und zwischen Komposit und Keramik in 98 ± 5% der Fälle einen perfekten Rand (*Hürzeler* et al. 1990, in Vorbereitung).

Bei Verzicht auf die Schmelzschrägung im okklusalen Bereich liegt die Breite der Zementierungsfuge bei CEREC®-Onlays okklusal im Bereich von ca. 60 bis 150 μm. Es bleibt zu untersuchen, ob bei CEREC®-Onlays wie bei CEREC®-Inlays auf die adhäsive Feinschrägung der Schmelzränder im okklusalen Bereich ohne Adaptationsverlust verzichtet werden kann (*Mörmann* et al. 1986, *Fett* 1989).

Das verwendete Zementierungskomposit ist ein Hybridkomposit mit sehr guten mechanischen Eigenschaften: Frakturen oder Risse im Zementierungskomposit wurden in keinem Falle festgestellt. Wünschenswert wäre zur Verbesserung der Polierbarkeit eine Verringerung der Füllerpartikelgröße. Es handelte sich um ein 2 Pasten-, chemisch- und lichthärtendes Material. Zwischen rein licht- und chemisch härtendem Komposit besteht kein signifikanter Unterschied bezüglich der Randdichtheit (*Galil* et al. 1987). Demnach kommen beide Systeme grundsätzlich in Frage. Das verwendete Doppelhärtungsprinzip kombiniert die Vorteile beider Systeme. Die Restauration kann sofort nach der Lichtpolymerisation definitiv ausgearbeitet werden. Das vollständige Aushärten ist in den tiefen Partien durch das langsam ablaufende chemische Reaktionssystem gewährleistet (*Nathanson* u. *Hassan* 1987). Die Viskosität wurde mit Rücksicht auf die vorliegenden Fügebedingungen (*Habenicht* 1986) hoch (300 000 m Pas) eingestellt. Im Handling bewährte es sich gut. Die Benetzung der konditionierten Schmelz- und Onlayoberflächen wurde durch den Bonding-Agent-Vorstrich sichergestellt.

Die Phasengrenze zwischen dem Zementierungskomposit und den verwendeten Onlay-Materialien Porzellan, Glaskeramik und HT-Komposit war vor und nach dem Test praktisch fehlerfrei (Abb. 2 bis 5). Die erreichte Verbundstärke zwischen Komposit und den beiden Keramikmaterialien war genügend und rechtfertigte den Verzicht auf die Silanisierung. Es bleibt aber zu untersuchen, ob die gewählten adhäsiven Materialkombinationen auch unter klinischen Bedingungen genügen.

Die Ergebnisse der vorliegenden Untersuchung zeigten, daß die computergestützte Restaurationsmethode CEREC® für die Herstellung von Onlays aus Porzellan, Glaskeramik und vorgefertigten Kompositblöcken anwendbar ist, solange die Adhäsivtechnik konsequent angewendet wird. Ungelöst ist die Perfektionierung und Abdichtung, wenn die Kavitätenränder im Dentin liegen. Kavitäten mit zervikalen Dentinrändern (Abb. 5) wiesen, verglichen mit Rändern im Schmelz, schon initial eine deutlich schlechtere Randqualität auf. Weitere Untersuchungen müssen zeigen, ob mit der Hilfe von bifunktionellen Dentinadhäsiven im Dentin liegende Inlay- und Onlayränder adhäsiv perfekt adaptiert werden können (*Bowen* et al. 1987). Vorläufig kann das Dentin nur in Form einer Unterfüllung mit Glasionomerzement abgedichtet werden.

5 Zusammenfassung

Mit dem CEREC®-Restaurationssystem wurden 24 extrahierte menschliche, mit Onlaypräparationen versehene Molaren versorgt. Es wurden vier Gruppen zu je sechs Zähnen gebildet, wobei bei den Gruppen 1, 2 und 3 die Präparation approximal im Schmelz und bei der Gruppe 4 im Dentin endete. Bei den Gruppen 1 und 4 wurde Vita-CEREC®-Porzellan, bei der Gruppe 2 gepreßtes Hybridkomposit und bei der Gruppe 3 Glaskeramik in Form von vorgefertigten Blöcken verwendet.

Die marginale Adaptation der Onlays wurde mit dem REM bei 200facher Vergrößerung vor und nach einer Schwelldruck-Thermocycling-Belastung (72,5 N, 500 000 ×, 1,6 Hz; 1250 × 5° – 55° – 5° C, 4 Min Intervall) untersucht. Zusätzlich erfolgte ein Penetrationstest.

Die mikromorphologische Randanalyse und der Penetrationstest ergaben eine annähernd 100% Adaptation des Zementierungskomposits am Schmelz und an den drei Restaurationsmaterialien. Vita-CEREC®-Porzellan, HT-Komposit und Glaskeramik waren für den CEREC®-Formschleifprozeß geeignet.

Literatur

[1] *Buoncore, M. G.:* A simple method of increasing the adhesion of acrylic filling material to enamel surfaces. J Dent Res 34, 849–853 (1955)
[2] *Bowen, R. L., Tung, M. S., Blosser R. L., Asmussen, E.:* Dentine and enamel bonding agents. Int Dent J 37, 158–161 (1987)
[3] *Calamia, J. R.:* Etched porcelain veneers: the current state of the art. Quintessence Int 16, 5–12 (1985)
[4] *Calamia, J. R., Vaidyanathan, J., Calamia, S., Hamburg, M.:* Shear bond strength between acid etched Dicor and Composite resin. J Dent Res 64, 828 (Abstr 925) (1986)
[5] *Fett, H. P.:* Optimierung der adhäsiven Befestigung von Cerec-Inlays in vitro. Med. Diss., Zürich (1989)
[6] *Galil, K., Macleod, D., Chumak, L., Way, D. C.:* An in vitro study of visible light cured resin compared to a chemically cured resin system. J Dent Res 66, 209 (Abstr 818) (1987)
[7] *Götsch, T., Mörmann, W., Krejci, I., Lutz, F.:* Cerec® ceramic inlays clinically assessed using modified USPAS criteria. J Dent Res 69, 162 (Abstr No 425) (1990)
[8] *Habenicht, G.:* Kleben; Grundlagen Technologie, Anwendungen. Springer, Berlin 1986, S. 242–244
[9] *Hurzeler, M. B., Fett, H. P., Mörmann, W.:* Marginal adaption of Cerec CAD-CAM inlays in man: Results after 3.5 years. (In preparation)
[10] *Jans, H.:* Marginale Adaptation von maschinell hergestellten Keramikinlays in vitro. Med. Diss., Zürich 1987
[11] *Jensen, M. E.:* A two year clinical study of posterior etched-porcelain resin-bonded restorations. Am J Dent 1, 27–33 (1988)
[12] *Krejci, I.:* Adhäsive zahnfarbene Inlays. Habil., Zürich (in Vorbereitung)

[13] *Leinfelder, K. F.:* Wear patterns and rates of posterior composits resins. Int Dent J 37, 152–157 (1987)
[14] *Leinfelder, K. F., Isenberg, B. P., Essig, M. E.:* A new method for generating ceramic restorations: a CAD-CAM system. J Am Dent Assoc 118, 703–707 (1989)
[15] *Lutz, F., Philips, R. W., Roulet, J. F., Setcos, J. C.:* In vivo and in vitro wear of potential posterior composites. J Dent Res 63, 914–920 (1984)
[16] *Mörmann, W., Brandestini, M., Ferru, A., Lutz, F., Krejci, I.:* Marginale Adaptation von adhäsiven Porzellaninalys in vitro. Schweiz Monatsschr Zahnmed 95, 1118–1129 (1985)
[17] *Mörmann, W., Jans, H., Brandestini, M., Ferru, A., Lutz, F.:* Computer machined adhesive porcelain inlays: marginal adaptation after fatigue stress. J Dent Res 64, 763 (Abstr 339) (1986)
[18] *Mörmann, W., Brandestini, M., Lutz, F.:* Das CEREC®-System: Computerunterstützte Herstellung direkter Keramik-Inlays in einer Sitzung. Quintessenz 38, 457–470 (1987)
[19] *Mörmann, W.:* Computerunterstützte Zahnrestaurationen mit Keramik- und Kunststoffmaterialien. In: Neue High-tech-Methoden in der ästhetischen Zahnmedizin. Universität Zürich Medizinische Fakultät, Georg Friedrich Götz-Stiftung Zürich 1987, S. 73–145
[20] *Mörmann, W., Brandestini, M.:* Die Cerec Computer Reconstruction. Quintessenz, Berlin 1989
[21] *Nathanson, D., Hassan, F.:* Effect of etched porcelain thickness on resin-porcelain bond strength. J Dent Res 66, 245 (Abstract 1107) (1982)
[22] *Roulet, J. F.:* Degradation of dental polymers. Karger, Basel 1987
[23] *Sheth, J., Jensen, M.:* Luting interfaces and materials for etched porcelain restorations. A status report for the American Journal of Denistry. Am J Dent 1, 225–235 (1988)
[24] *Taleghani, M., Leinfelder, K. F., Land, J.:* Posterior porcelain bonded inlays. Compend Contin Educ Dent 8, 410–418 (1987)
[25] *Vogel, W.:* Glaskeramik. VEB Deutscher Verlag für Grundstoffindustrie, 2. Aufl., Leipzig 1983, S. 311

Anschrift der Verfasser:
Oberarzt Dr. M. B. Hürzeler, ZMK Universität Freiburg Poliklinik für Zahnersatzkunde, Hugstetterstraße 55, D-7800 Freiburg i. Br.
Prof. Dr. W. H. Mörmann, Dr. E. Zimmermann, Zahnärztliches Institut Zürich, Plallenstraße 11, 8028 Zürich.

Zahnmedizinische Fachliteratur im Carl Hanser Verlag

Baugut, Georg: Tabellen für die Praxis der Kieferorthopädie. 1983

Berkovitz, B. K. B. / Holland, G. R. / Moxham, B. I.: Farbatlas und Lehrbuch der oralen Anatomie. 1980

BKK (Hrsg.): Qualitätssicherung in der Zahnmedizin. 1990

Burkhardt, Arne / Maerker, Reinhard: Vor- und Frühstadien des Mundhöhlenkarzinoms. 1981

Cawson, Roderick A.: Pathologie und Diagnostik der Zahn-, Mund- und Kieferkrankheiten. 1985

Combe, Edward C.: Zahnärztliche Werkstoffe. 1984

Deutscher Zahnärztekalender 1990

Diedrich, Peter: Bracket-Adhäsivtechnik in der Zahnheilkunde. 1983

Drommer, Rainer: Plattenosteosynthese am Mittelgesicht. 1988

Dumbach, Josef: Unterkieferrekonstruktion mit Titangitter, autogener Spongiosa und Hydroxylapatit. 1987

Fleischer-Peters, Annette / Scholz, Ursula: Psychologie und Psychosomatik in der Kieferorthopädie. 1985

Freesmeyer, Wolfgang B.: Funktionelle Befunde im orofazialen System und deren Wechselwirkung. 1987

Freesmeyer, Wolfgang B.: Konstruktionselemente in der zahnärztlichen Prothetik. 1987

Frenkel, Gerhard: Präprothetische Chirurgie. 2. Auflage. 1982

Frenkel, Gerhard / Aderhold, Lutz / Leilich, Gerhard / Raetzke, Peter: Die ambulante Chirurgie des Zahnarztes. 1989

Geurtsen, Werner: Die zelluläre Verträglichkeit zahnärztlicher Komposite. 1988

Geurtsen, Werner: Klinik der Kompositfüllung. 1989

Götz, Gernot: Die kieferorthopädische Zahnbewegung. 1987

Gross, Martin D.: Okklusion in der restaurativen Zahnheilkunde. 1987

Großmann, Inge / Landeck, Ernst: Zahnfilminterpretation. 1986

Günther, Horst: Zahnarzt, Recht und Risiko. 1982

Härle, Franz: Atlas der präprothetischen Operationen. 1989

Haneke, Eckart: Zungen- und Mundschleimhautbrennen. 1980

Hofmann, Manfred: Totale Prothesen nach dem All-Oral-Verfahren. 3. Auflage. 1981

Holste, Thomas / Renk, Alfred: Klebebrücken in der Zahnheilkunde. 1985

Holzinger, Walter: Prophylaxefibel. 5. Auflage. 1988

Jacobs, Hans-Georg: Zahnärztlich-kieferchirurgische Traumatologie. 1983

Janson, Ingrid: Bionator-Modifikationen in der kieferorthopädischen Therapie. 1987

Kerschbaum, Thomas / König, Klaus G. / Stapf-Fiedler, Elisabeth: Karies- und Parodontitisprophylaxe. 3. Auflage. 1982

Kirch, Wilhelm: Innere Medizin und Zahnheilkunde. 1986

Kirschner, Horst: Atlas der Chirurgischen Zahnerhaltung. 1987

Klammt, Georg: Der Elastisch-Offene Aktivator. 1984

König, Klaus G. / Lamers, August C.: Individuelle Prophylaxe in der zahnärztlichen Praxis. 1982

Körber, Erich: Die prothetische Versorgung des Lückengebisses. 3. Auflage. 1987

Kullmann, Werner: Atlas der Zahnerhaltung mit Glas-Ionomer-Zementen und Komposit-Kunststoffen. 1989

Kubein-Meesenburg, Dietmar: Die kraniale Grenzfunktion des stomatognathen Systems des Menschen. 1985

Kröncke, Adolf / Kerschbaum, Thomas: Wissenschaftler müssen schreiben. 1990

Lee, Robert L: Frontzahnführung. 1985

Lindorf, Helmut H.: Chirurgie der odontogen erkrankten Kieferhöhle. 1983

Löst, Claus: Hemisektion und Wurzelamputation. 1985

Marxkors, Reinhard: Funktioneller Zahnersatz. 3. Auflage. 1988

Marxkors, Reinhard / Meiners, Hermann: Taschenbuch der zahnärztlichen Werkstoffkunde. 3. Auflage. 1988

Müller-Fahlbusch, Hans / Marxkors, Reinhard: Zahnärztliche Psychagogik. 1981

Pilz, M. E. Wolfgang: Praxis der Zahnerhaltung und oralen Prävention. 1985

Platz, Helmut / Fries, Rudolf / Hudec, Marcus: Prognoses of Oral Cavity Carcinomas. 1986

Raetzke, Peter: Die parodontale Rezession. 1988

Rahn, Rainer: Bakteriämien bei zahnärztlich-chirurgischen Eingriffen. 1989

Rahn, Rainer: Zahnärztliche Radiologie. 1989

Rakosi, Thomas: Funktionelle Therapie in der Kieferorthopädie. 1985

Rakosi, Thomas: Atlas und Anleitung zur praktischen Fernröntgenanalyse. 2. Auflage. 1988

Rehberg, Hans-Joachim: Taschenwörterbuch der Zahntechnik. 1980

Reppel, Peter-Dirk: Klebebrücken in der Zahnärztlichen Prothetik. 1988

Riediger, Dieter: Mikrochirurgische Weichgewebstransplantation in die Gesichtsregion. 1983

Rotgans, Jerome: Foetor ex ore. 1984

Ruhland, Andreas: Kieferorthopädische Diagnostik. 2. Auflage. 1982

Schmelzle, Rainer / Schwenzer, Norbert: Extraorale Injektionen in der Zahn-, Mund- und Kieferheilkunde. 1986

Schraitle, Rose / Siebert, Günther: Zahngesundheit und Ernährung. 1987

Schriftenreihe APW: Das funktionsgestörte Kauorgan. 1987

Schriftenreihe APW: Umwelt, Arbeitswelt, Gesundheit. 1988

Schriftenreihe APW: Zahnärztliche Diagnostik und Behandlungsplanung. 1989

Schriftenreihe APW: Chirurgische Zahnerhaltung. 1990

Schriftenreihe APW: Neue Füllungsmaterialien. 1990

Schuller, Alexander / Bergmann-Krauss, Barbara / Witt, Emil: Zahnarzt im Wandel. 1989

Schwenzer, Norbert / Schmelzle, Rainer / Riediger, Dieter / Bürger, Eberhardt: Notfallmedizin für Zahnärzte. 1984

Schwipper, Volker: Die Ultraschall-Doppler-Sonographie zur Arterienabbildung des Kopfes. 1988

Sergl, H. G.: Festsitzende Apparaturen in der Kieferorthopädie. 1990

Siebert, Götz K.: Zahnärztliche Funktionsdiagnostik. 2. Auflage. 1987

Siebert, Götz K.: Dentallegierungen in der zahnärztlichen Prothetik. 1989

Siebert, Günther: Zahnmedizinische Forschung. 1984

Strunz, Volker: Enossale Implantationsmaterialien in der Mund- und Kieferchirurgie. 1985

Tetsch, Peter / Wagner, Wilfried: Die operative Weisheitszahnentfernung. 1982

Tetsch, Peter: Enossale Implantationen in der Zahnheilkunde. 1984

Tetsch, Peter: Wurzelspitzenresektion. 1986

Viohl, Jochen / Dermann, Klaus / Quast, Dietrich / Venz, Sabine: Die Chemie zahnärztlicher Füllungskunststoffe. 1986

Voß, Rudolf / Meiners, Hermann: Fortschritte der Zahnärztlichen Prothetik und Werkstoffkunde. Band 1. 1980

Voß, Rudolf / Meiners, Hermann: Fortschritte der Zahnärztlichen Prothetik und Werkstoffkunde. Band 2. 1984

Voß, Rudolf / Meiners, Hermann: Fortschritte der Zahnärztlichen Prothetik und Werkstoffkunde. Band 3. 1987

Voß, Rudolf / Meiners, Hermann: Fortschritte der Zahnärztlichen Prothetik und Werkstoffkunde. Band 4. 1989

Ward, Howard / Simring, Marvin / Spranger, Heinz: Parodontologisches Praktikum. 2. Auflage. 1978

Wetzel, Willi-Eckhard: Die Angst des Kindes vor dem Zahnarzt. 1982

Carl Hanser Verlag · Postfach 86 04 20 · 8000 München 86